EASY RELAXING PUZZLES

Includes Spot the Odd One Out, Mazes, Word Searches, and Find the Differences

By Joy Kinnest

Lomic Books

EASY RELAXING PUZZLES
Includes Spot the Odd One Out, Mazes, Word Searches, and Find the Differences

* * *

By Joy Kinnest

* * *

ISBN: 978-1-988923-09-3

Published by Lomic Books
Kitchener, Ontario

* * *

* * *

For More Puzzles & Books

www.LomicBooks.com

Join the mailing list for an opportunity to receive
information on new books.

TABLE OF CONTENTS

SPOT
THE ODD ONE OUT

An Example

Find the Picture of the Flower That's Different

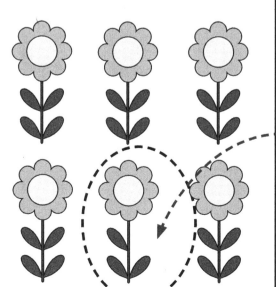

This image of a flower is different. It is missing a leaf.

FIND THE DOG THAT IS DIFFERENT FROM THE REST

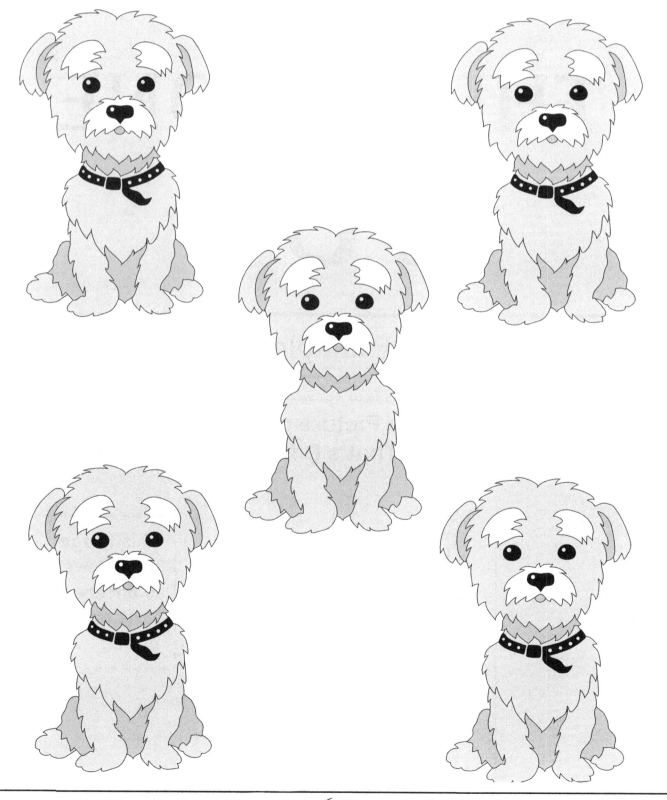

FIND THE GLASSES THAT ARE DIFFERENT FROM THE REST

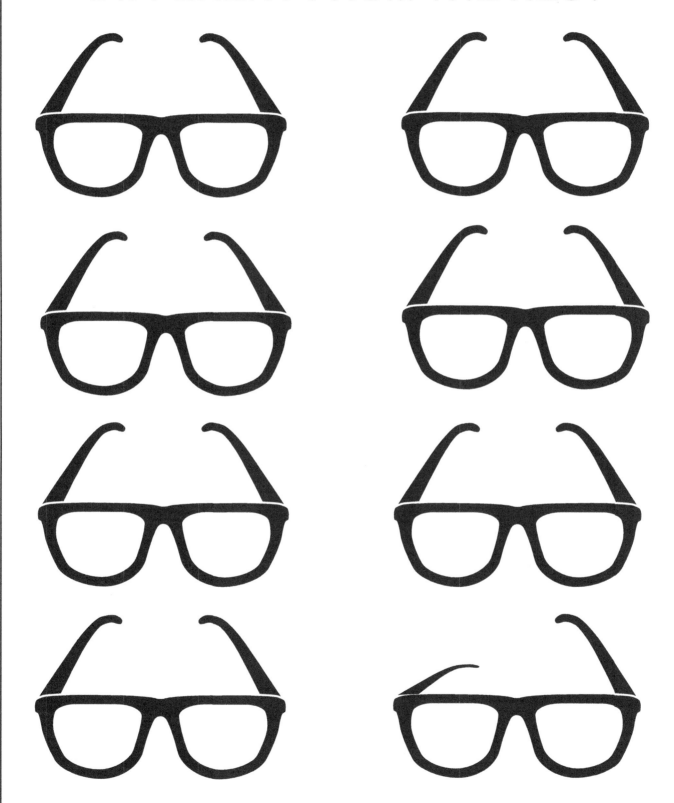

FIND THE STOP SIGN THAT IS DIFFERENT FROM THE REST

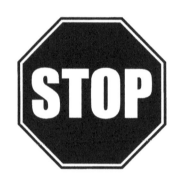 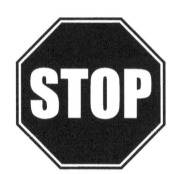
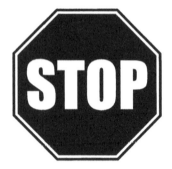

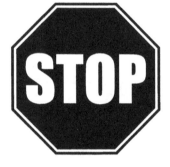 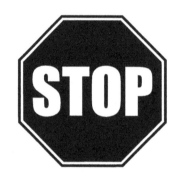 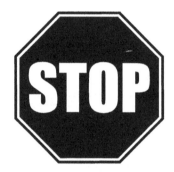

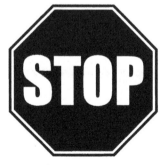 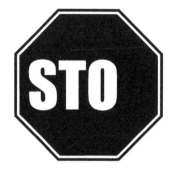 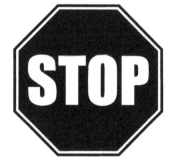

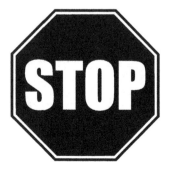 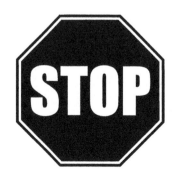 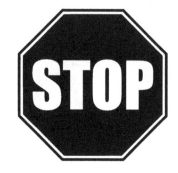

FIND THE OVEN MITT THAT IS DIFFERENT FROM THE REST

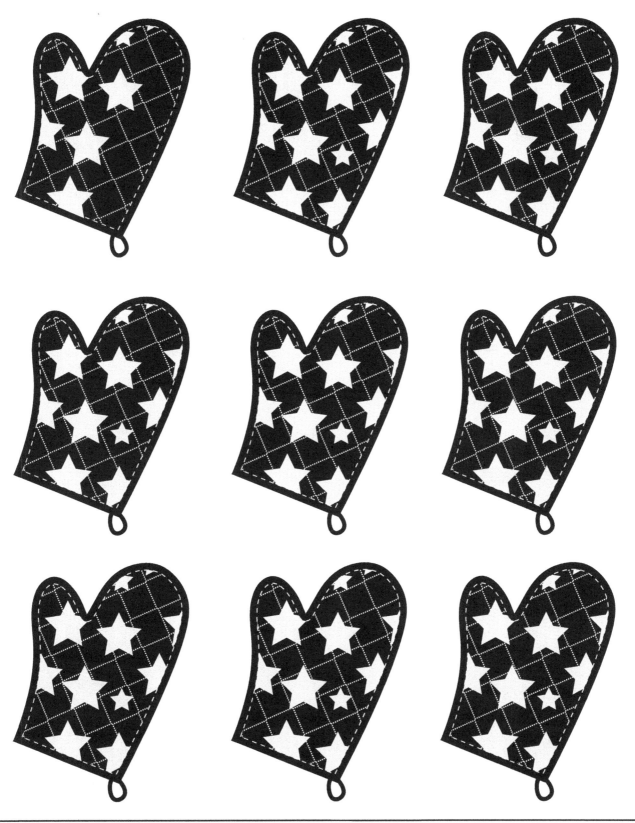

FIND THE CANDY CANE THAT IS DIFFERENT FROM THE REST

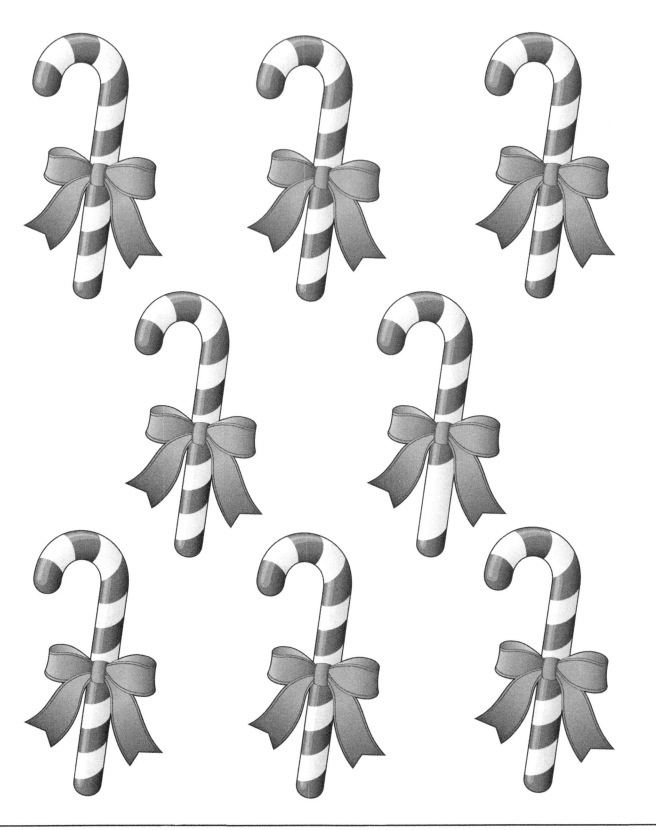

FIND THE COOKIE THAT IS DIFFERENT FROM THE REST

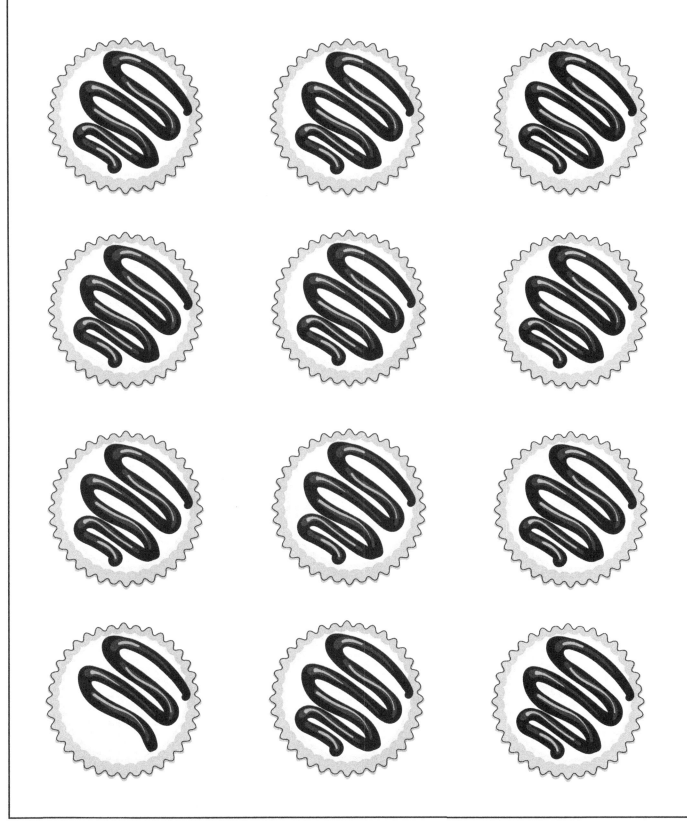

FIND THE BIRD THAT IS DIFFERENT FROM THE REST

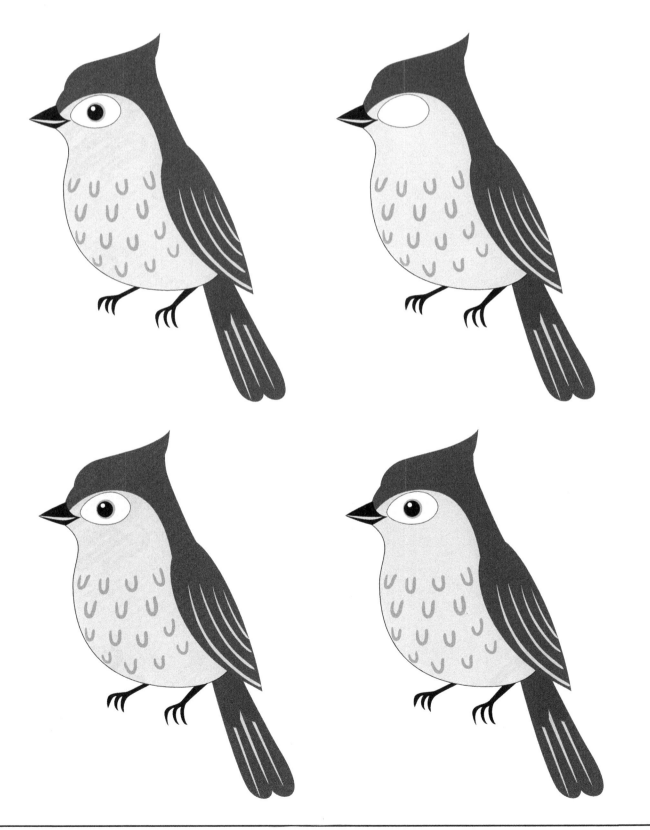

FIND THE SPATULA THAT IS DIFFERENT FROM THE REST

FIND THE PITCHER THAT IS DIFFERENT FROM THE REST

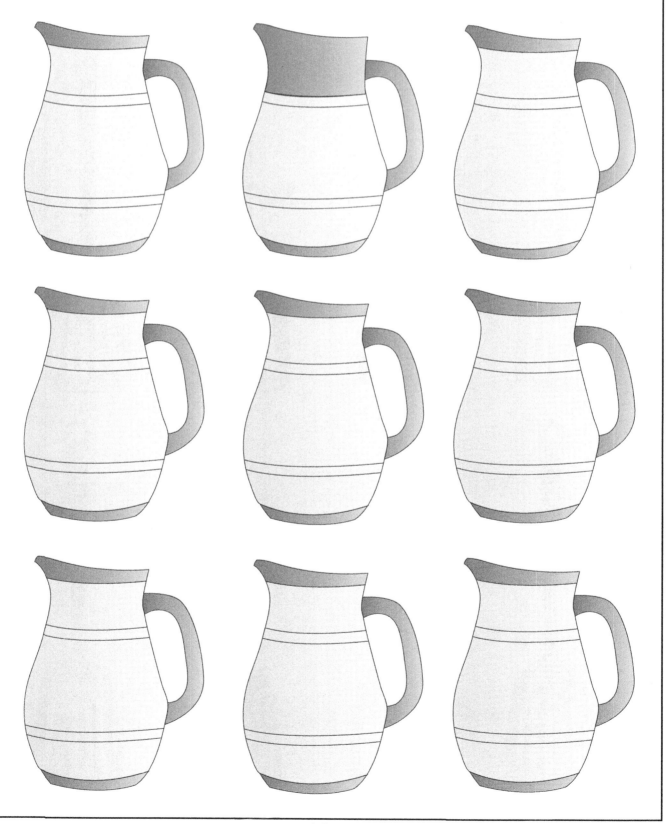

FIND THE SHIRT THAT IS DIFFERENT FROM THE REST

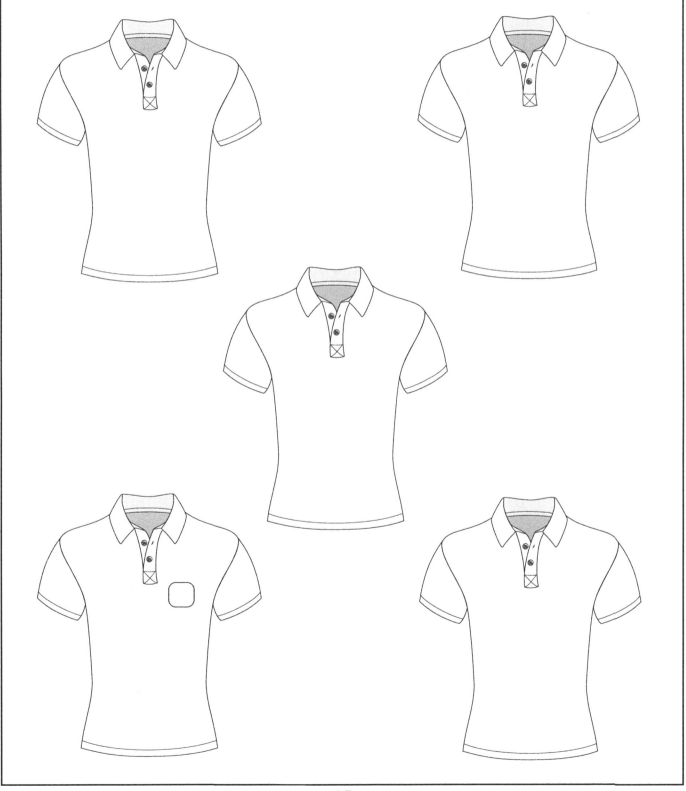

FIND THE SHIP'S WHEEL THAT IS DIFFERENT FROM THE REST

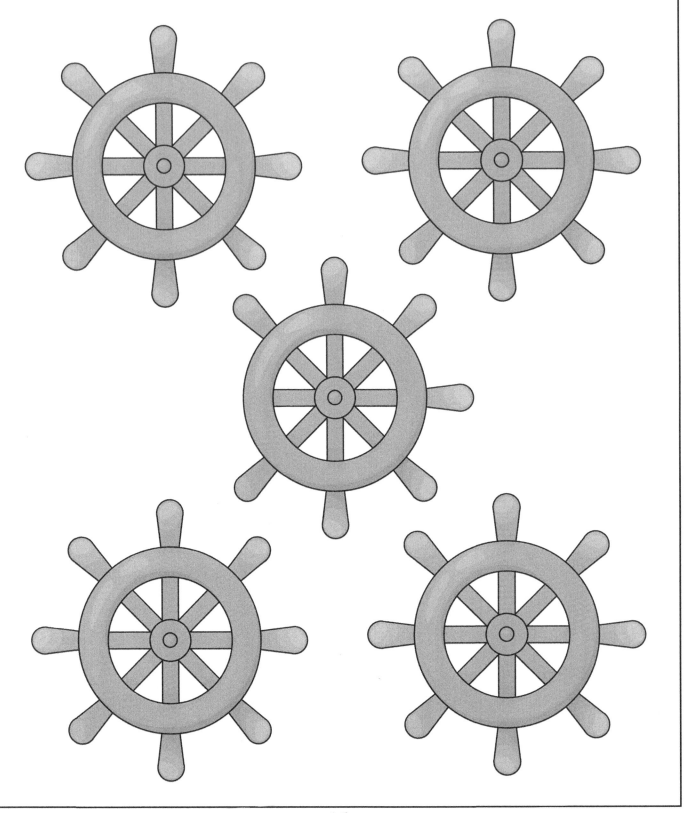

FIND THE BUTTERFLY THAT IS DIFFERENT FROM THE REST

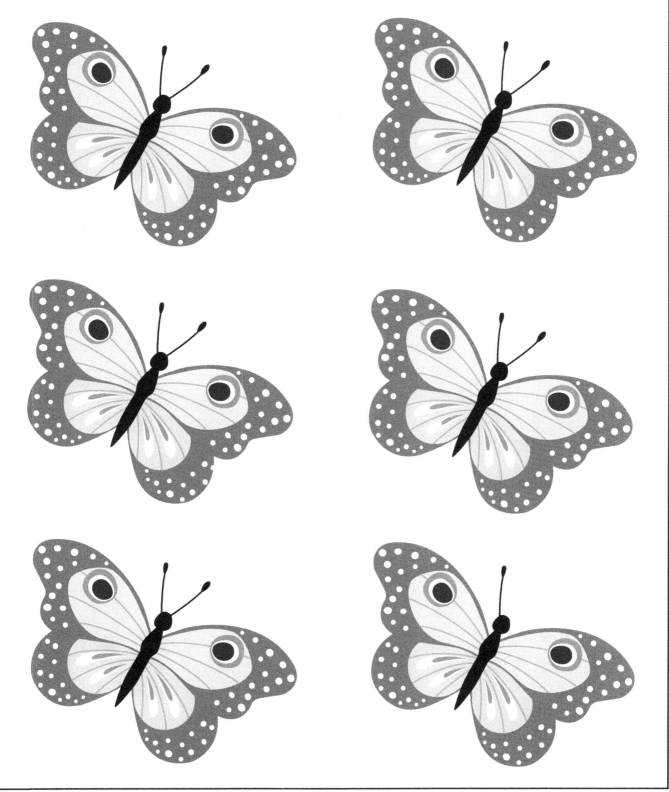

FIND THE HOT AIR BALLOON THAT IS DIFFERENT FROM THE REST

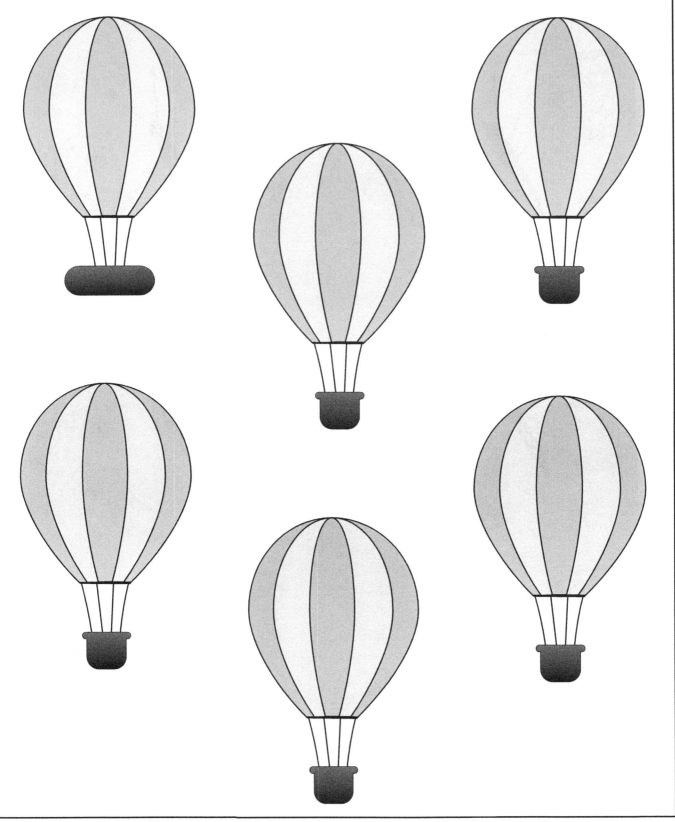

FIND THE PING PONG SET THAT IS DIFFERENT FROM THE REST

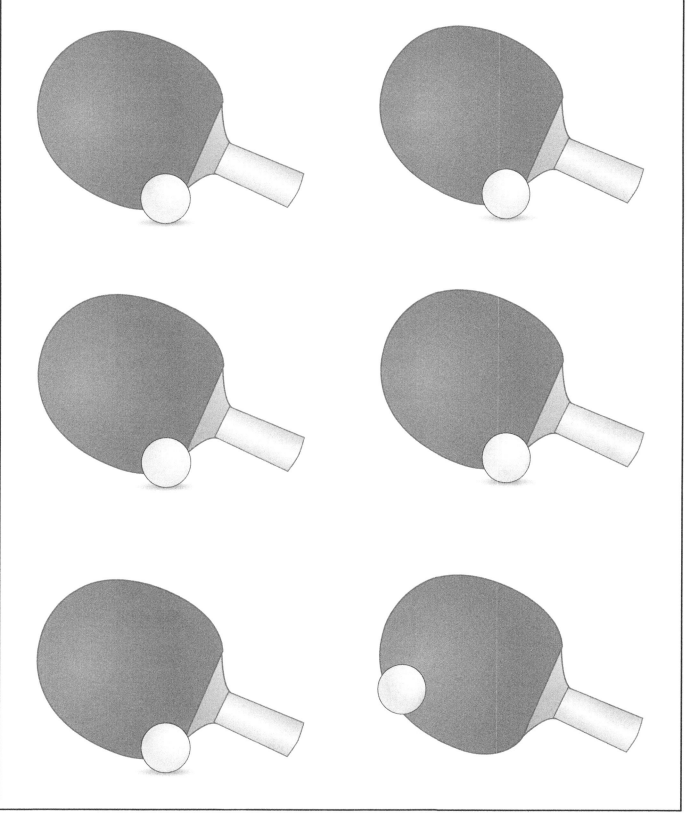

FIND THE SOCK THAT IS DIFFERENT FROM THE REST

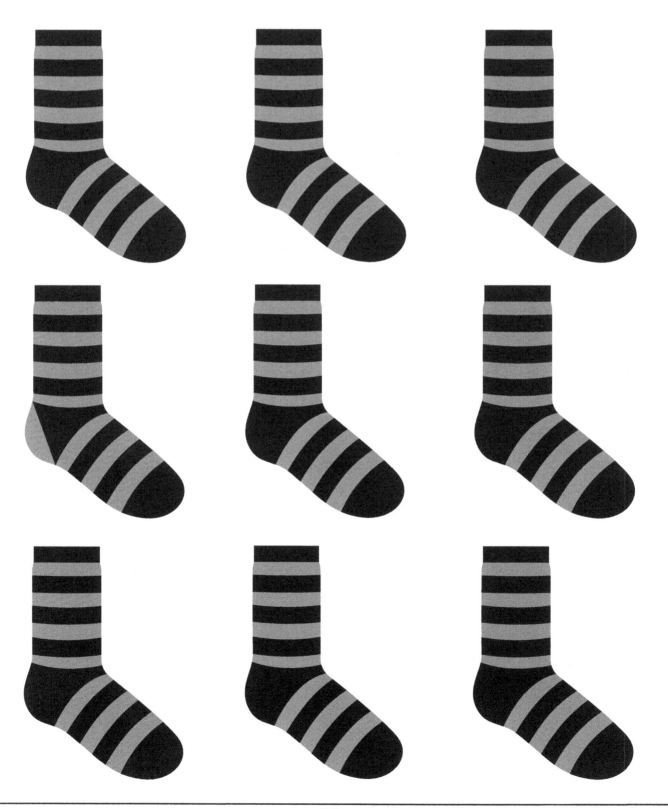

FIND THE SET OF LEAVES THAT IS DIFFERENT FROM THE REST

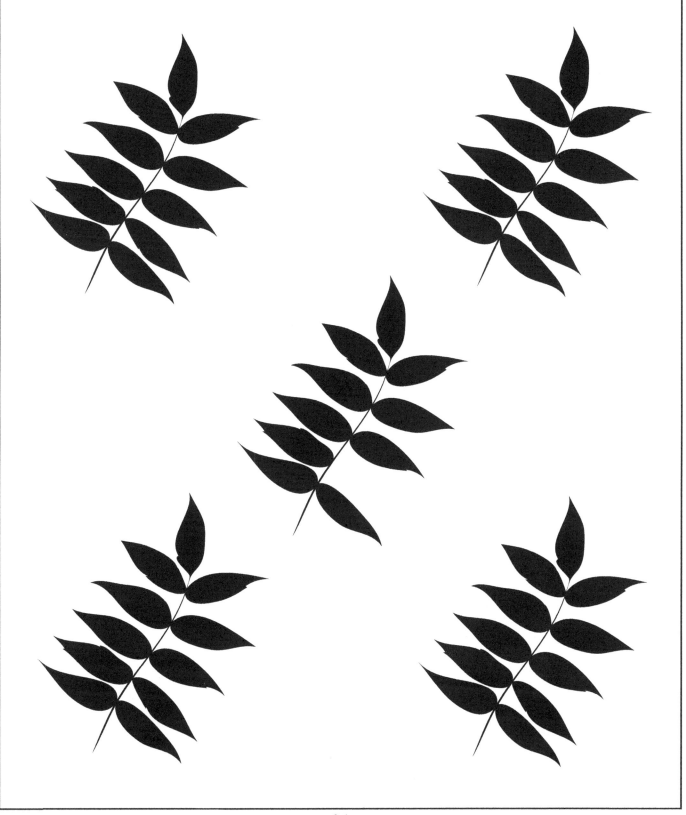

FIND THE PAINT ROLLER THAT IS DIFFERENT FROM THE REST

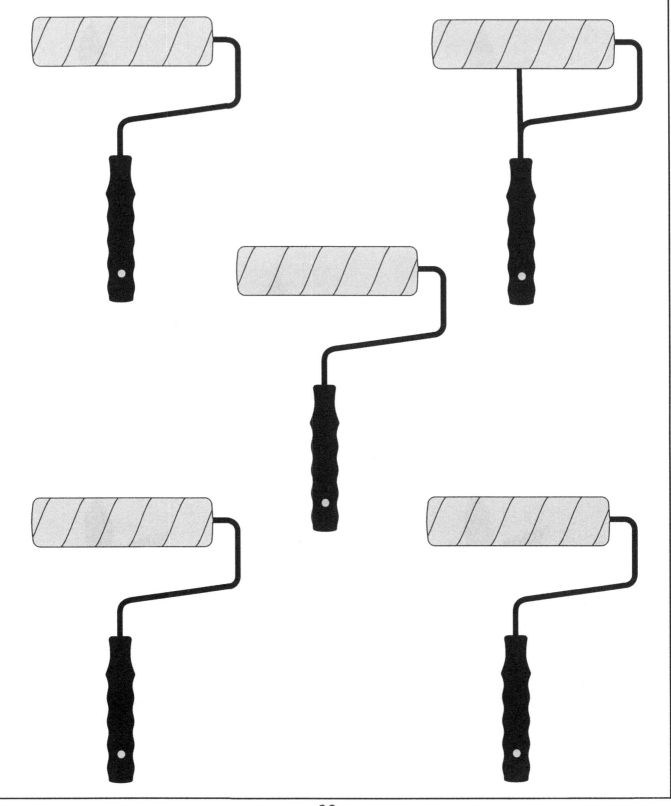

FIND THE CANDLE THAT IS DIFFERENT FROM THE REST

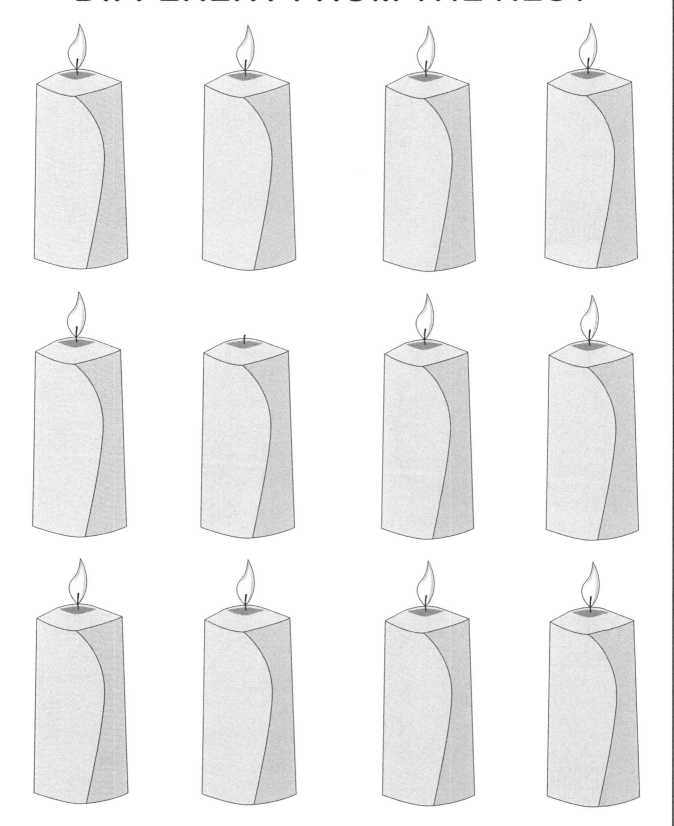

FIND THE GLOVE THAT IS DIFFERENT FROM THE REST

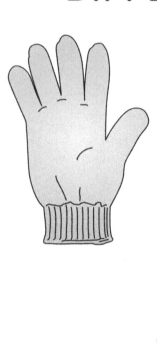 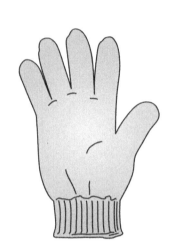 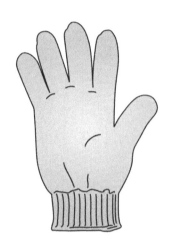

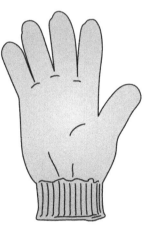 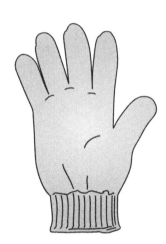

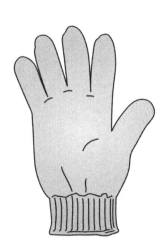 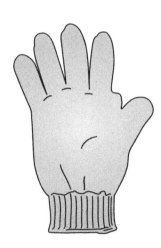 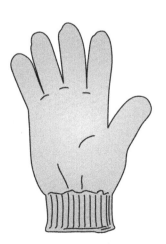

MAZES

An Example

Draw the Path that Goes From Start to Finish

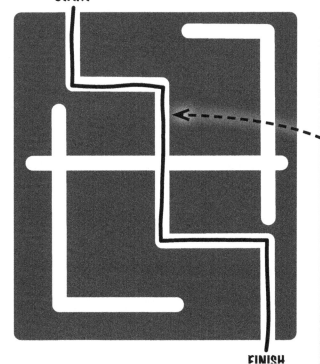

This is the path that takes you from the start of the maze to the finish.

DRAW THE PATH THAT TAKES YOU FROM START TO FINISH

Start

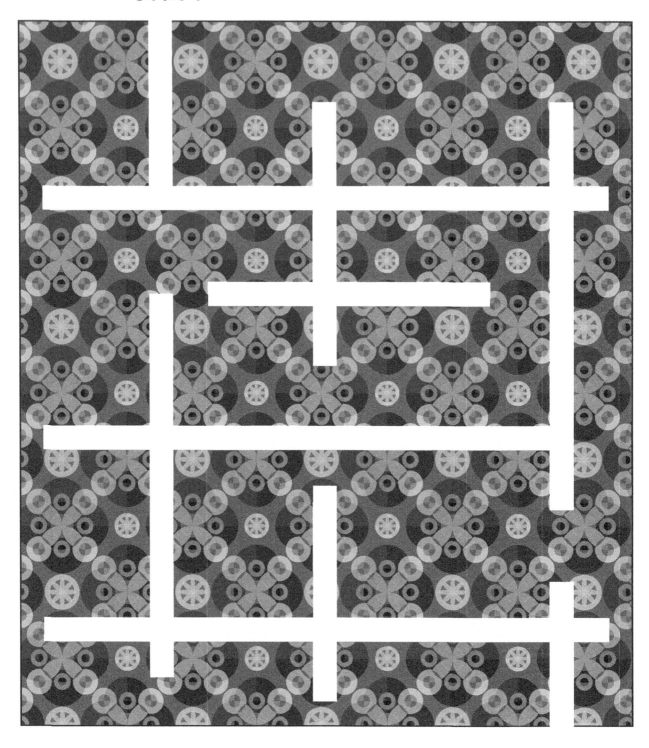

Finish

DRAW THE PATH THAT TAKES YOU FROM START TO FINISH

Start

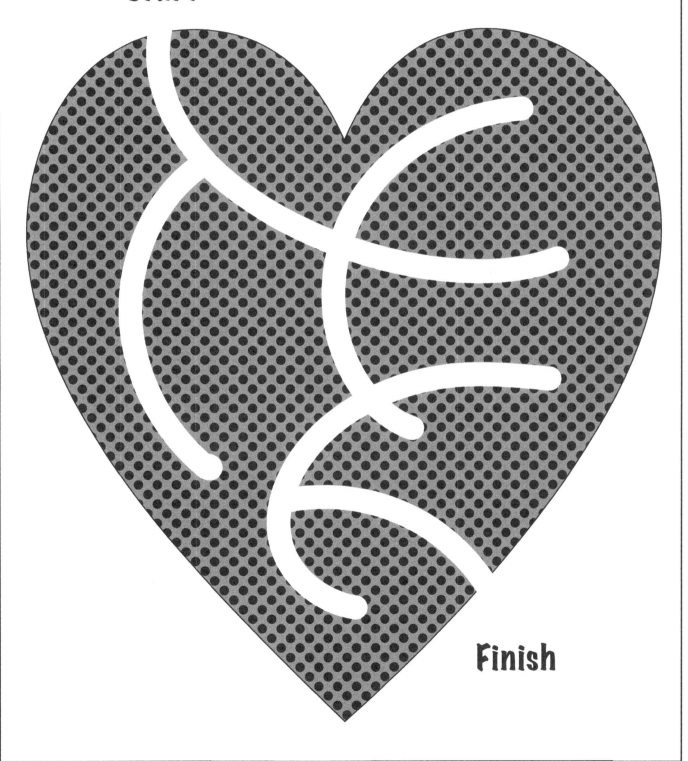

Finish

DRAW THE PATH THAT TAKES
YOU FROM START TO FINISH

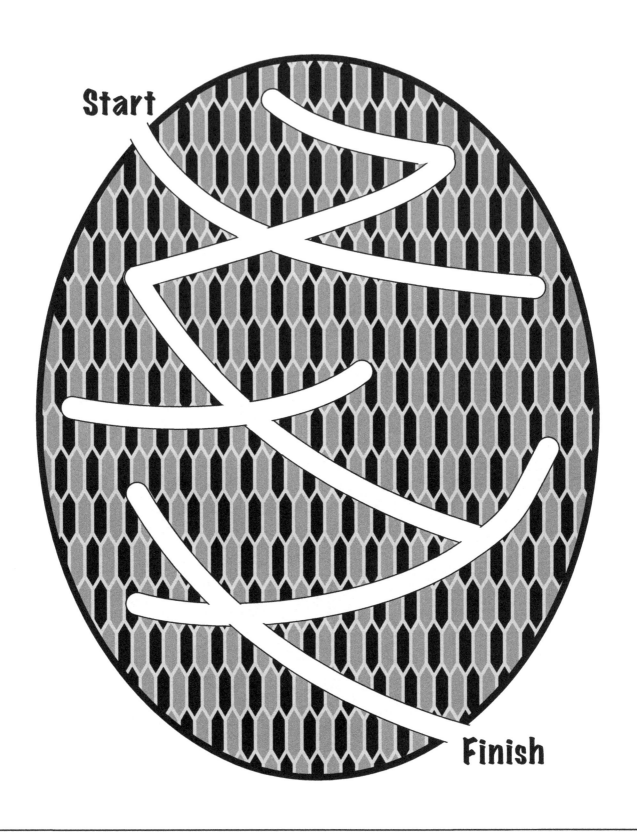

Start

Finish

DRAW THE PATH THAT TAKES YOU FROM START TO FINISH

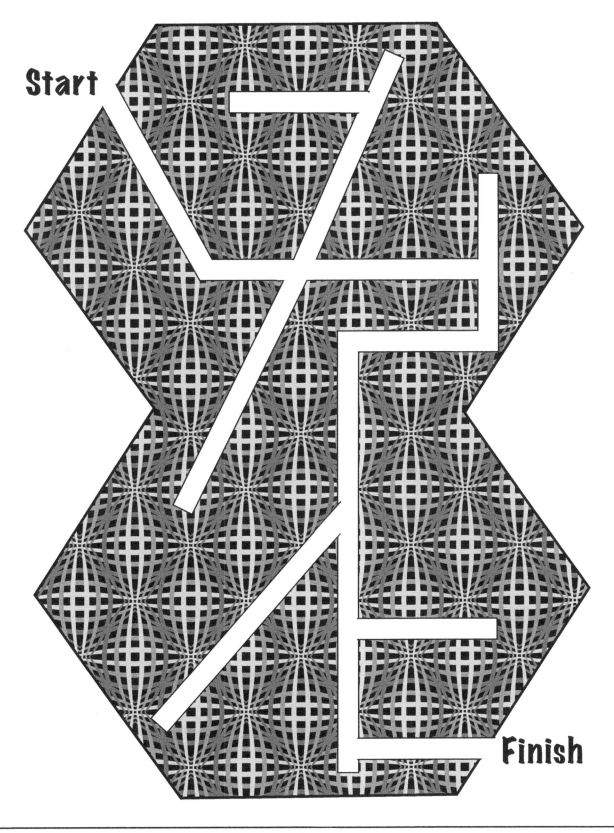

Start

Finish

DRAW THE PATH THAT TAKES YOU FROM START TO FINISH

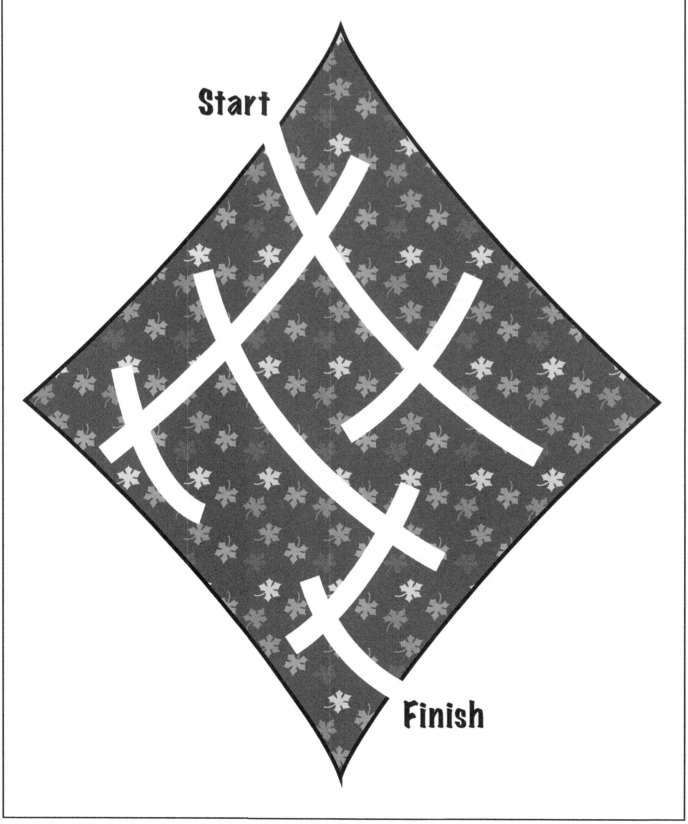

DRAW THE PATH THAT TAKES
YOU FROM START TO FINISH

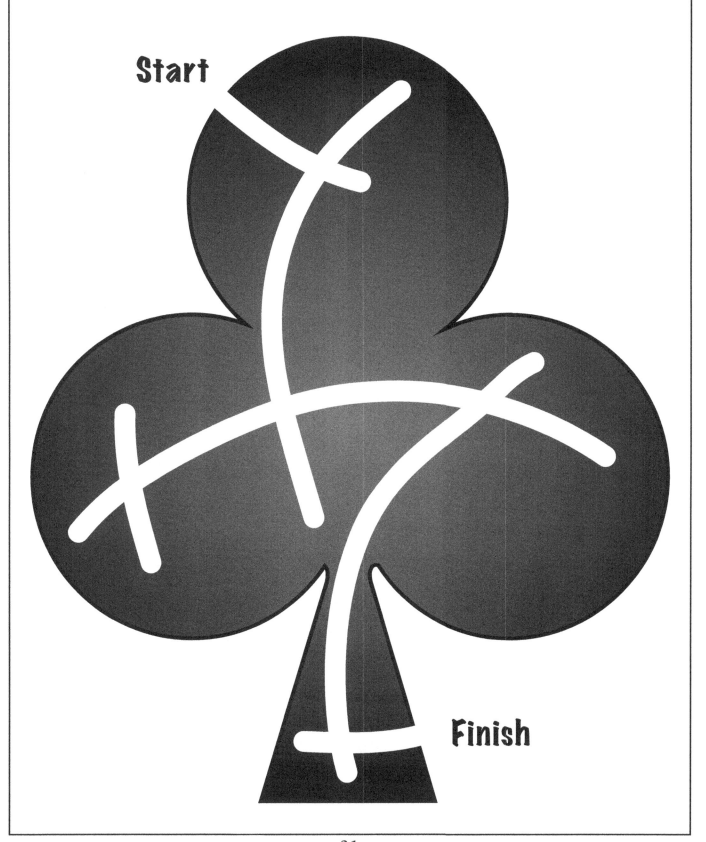

Start

Finish

DRAW THE PATH THAT TAKES YOU FROM START TO FINISH

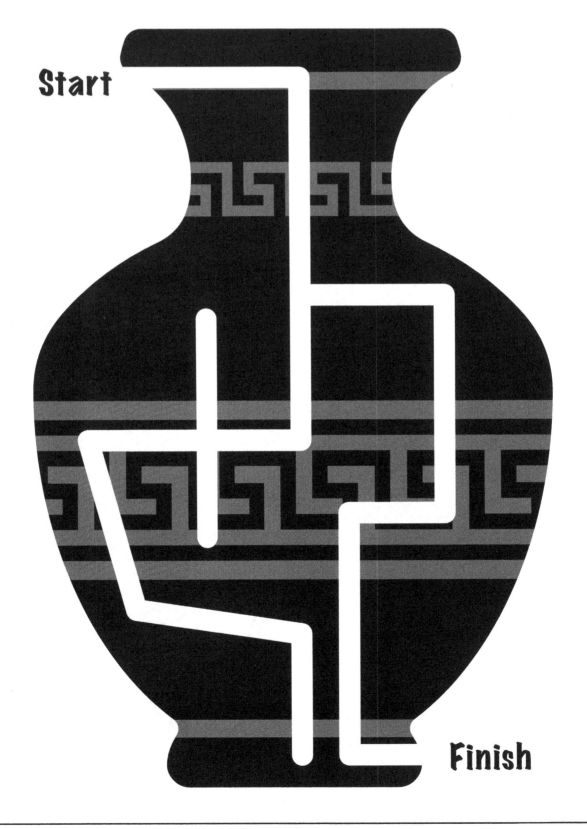

DRAW THE PATH THAT TAKES YOU FROM START TO FINISH

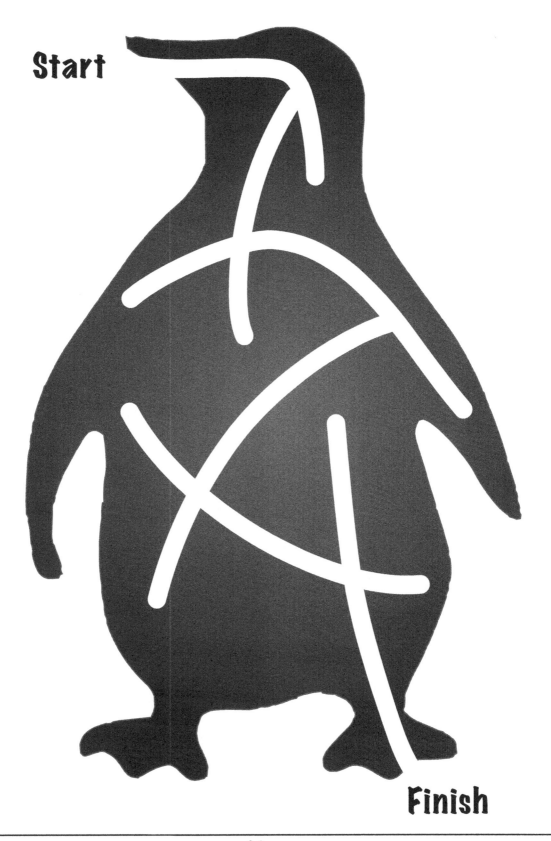

Start

Finish

DRAW THE PATH THAT TAKES YOU FROM START TO FINISH

Start

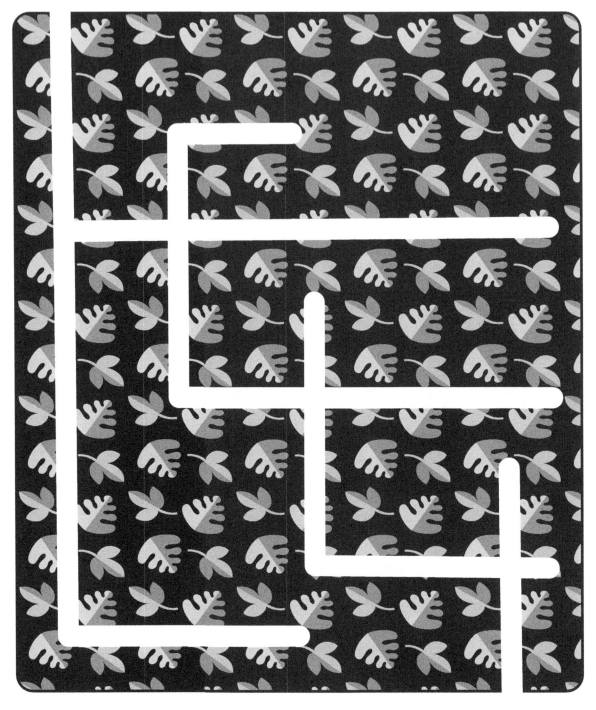

Finish

DRAW THE PATH THAT TAKES YOU FROM START TO FINISH

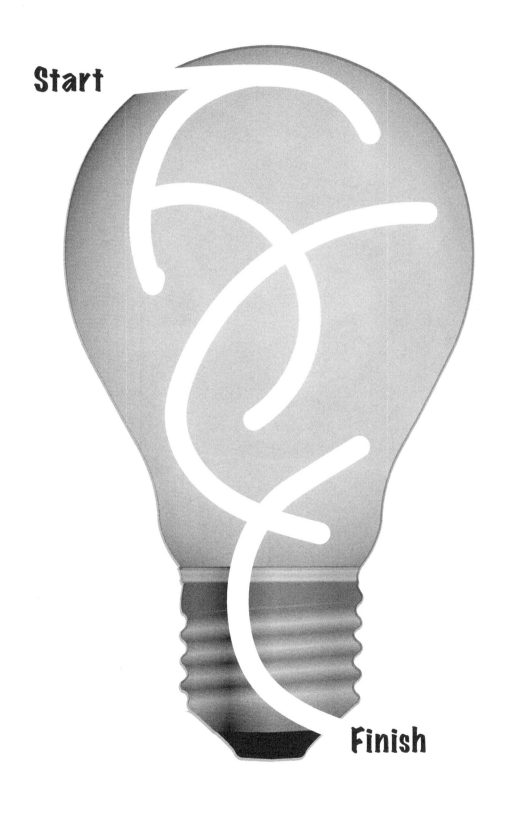

Start

Finish

DRAW THE PATH THAT TAKES
YOU FROM START TO FINISH

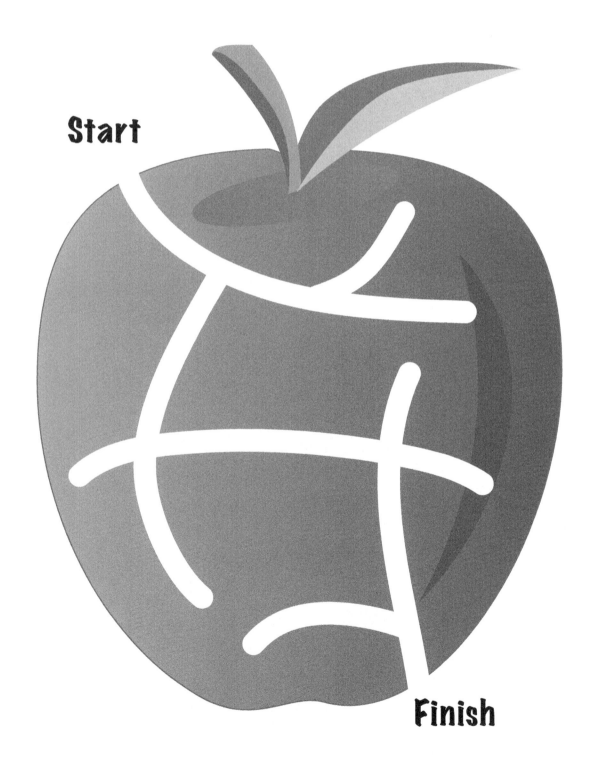

Start

Finish

DRAW THE PATH THAT TAKES
YOU FROM START TO FINISH

Start

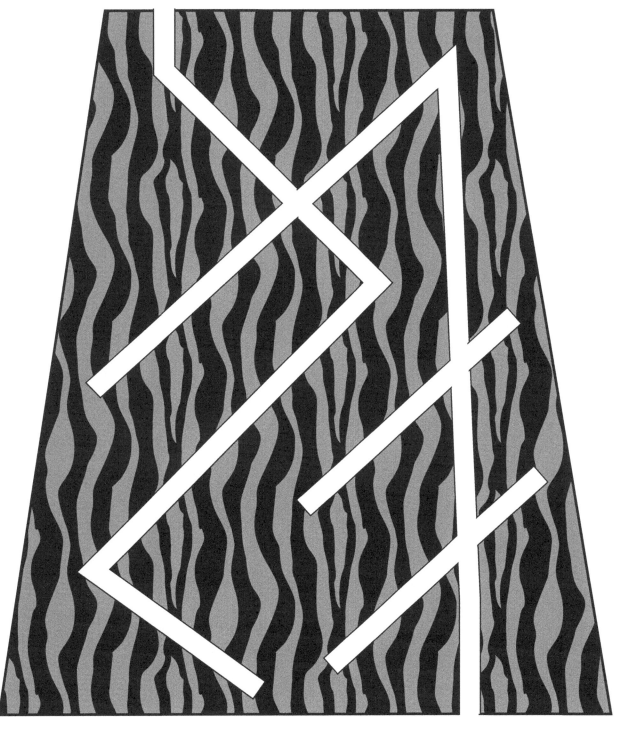

Finish

DRAW THE PATH THAT TAKES YOU FROM START TO FINISH

Start

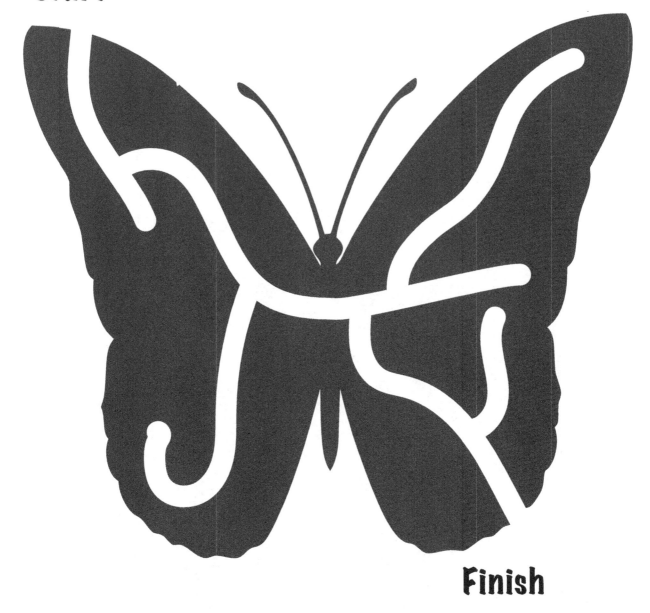

Finish

DRAW THE PATH THAT TAKES YOU FROM START TO FINISH

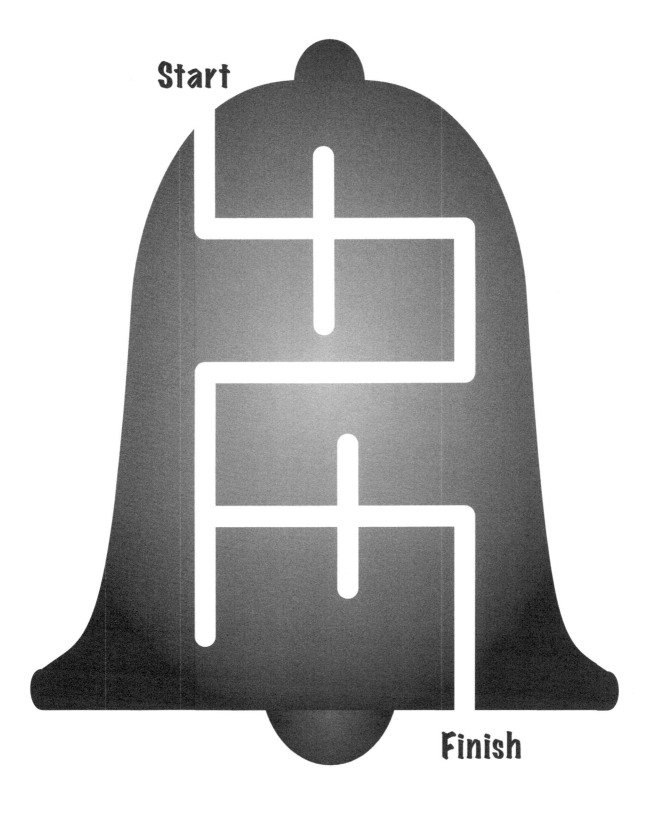

Start

Finish

DRAW THE PATH THAT TAKES YOU FROM START TO FINISH

Start

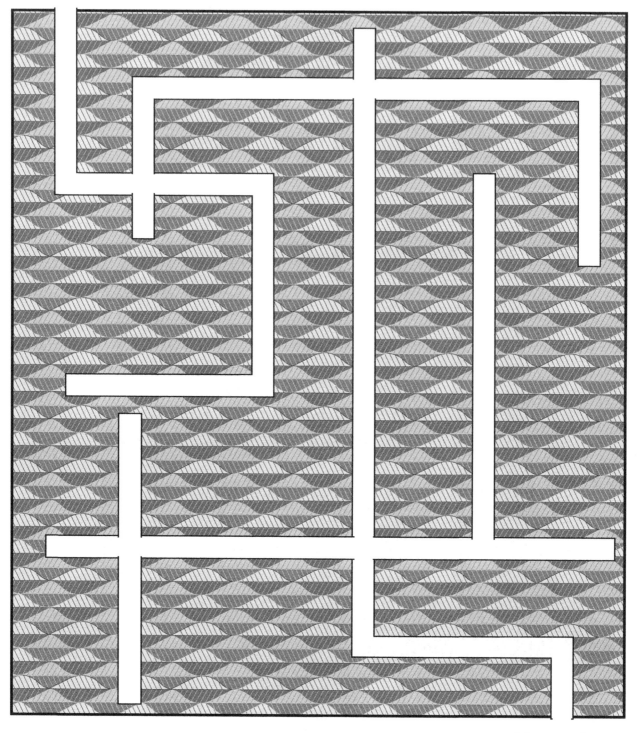

Finish

DRAW THE PATH THAT TAKES YOU FROM START TO FINISH

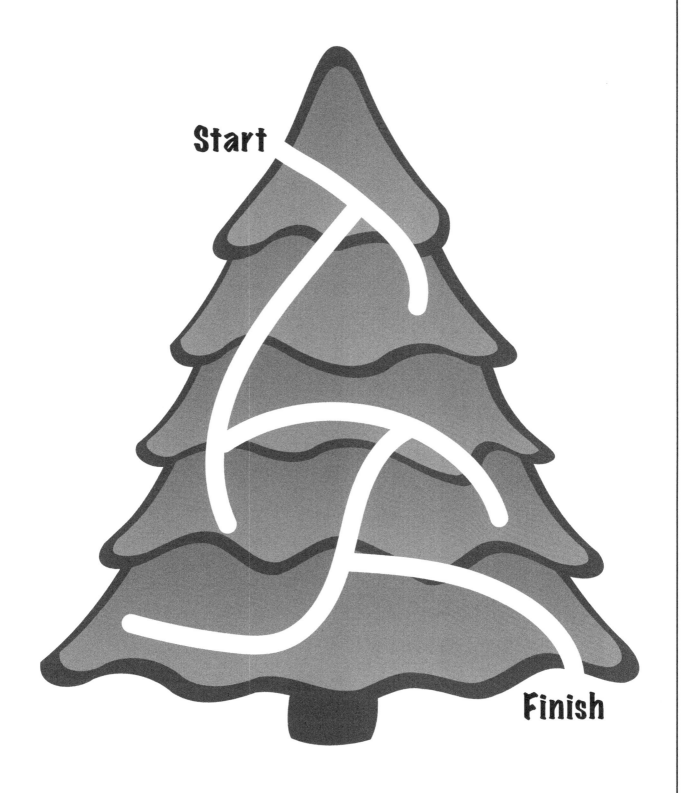

Start

Finish

DRAW THE PATH THAT TAKES YOU FROM START TO FINISH

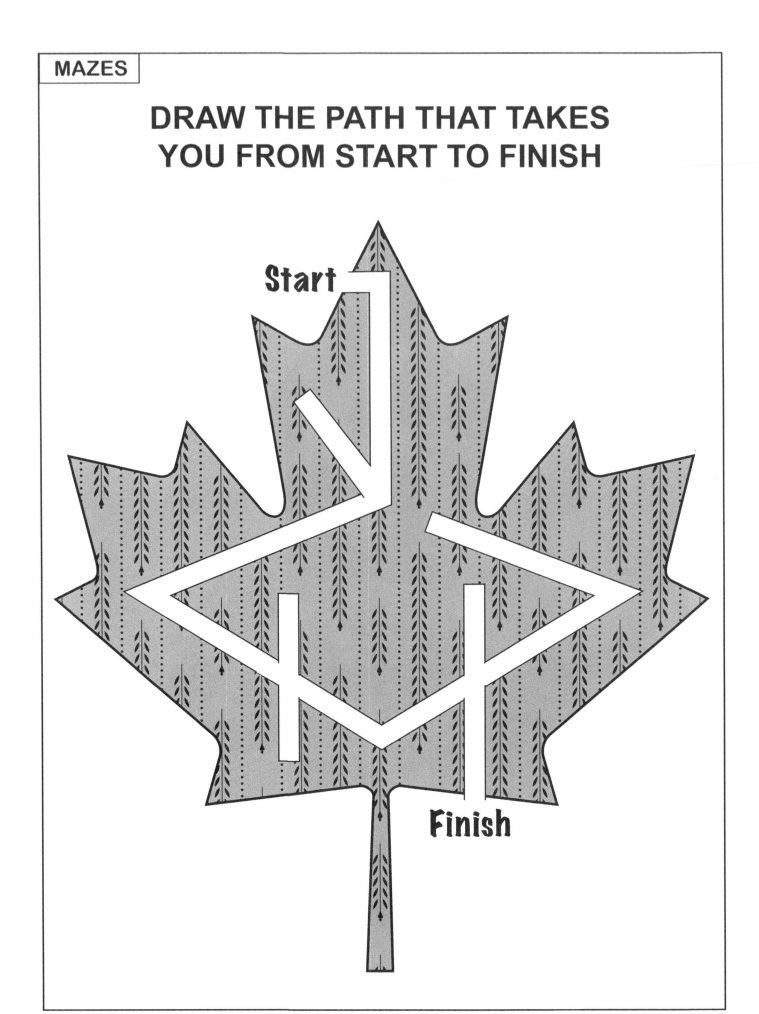

Start

Finish

DRAW THE PATH THAT TAKES
YOU FROM START TO FINISH

Start

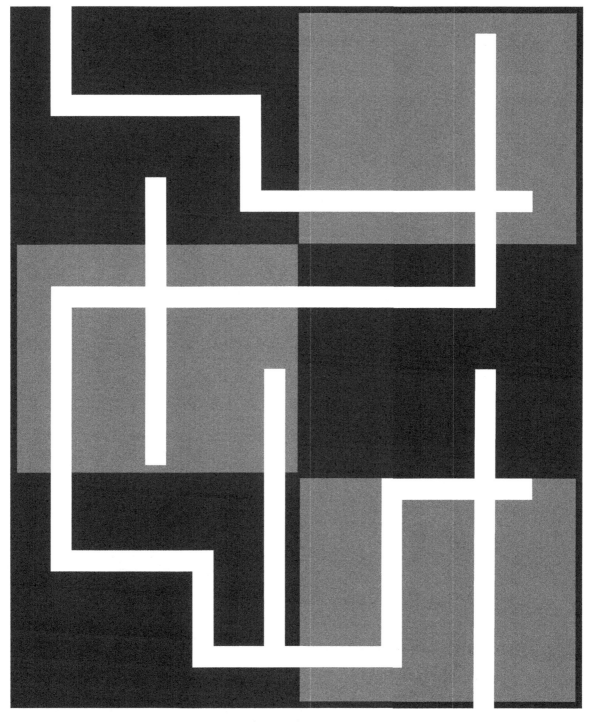

Finish

DRAW THE PATH THAT TAKES
YOU FROM START TO FINISH

Start

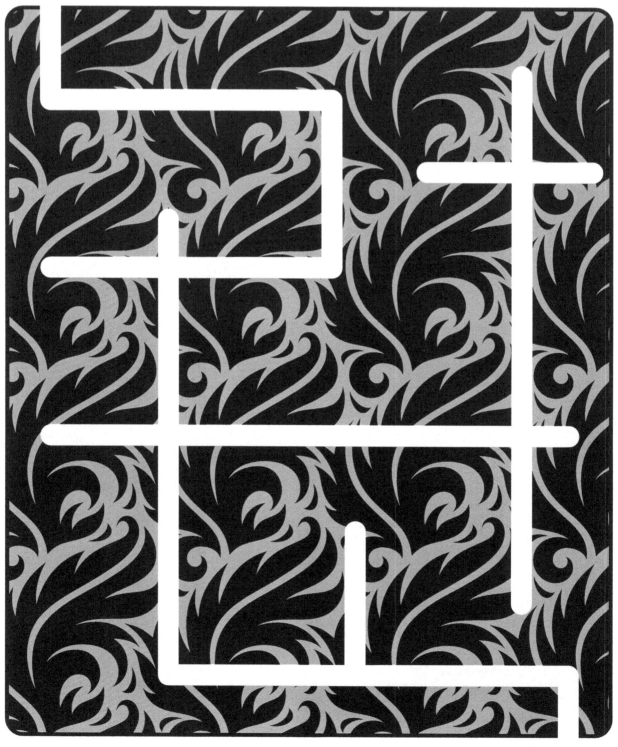

Finish

DRAW THE PATH THAT TAKES YOU FROM START TO FINISH

Start

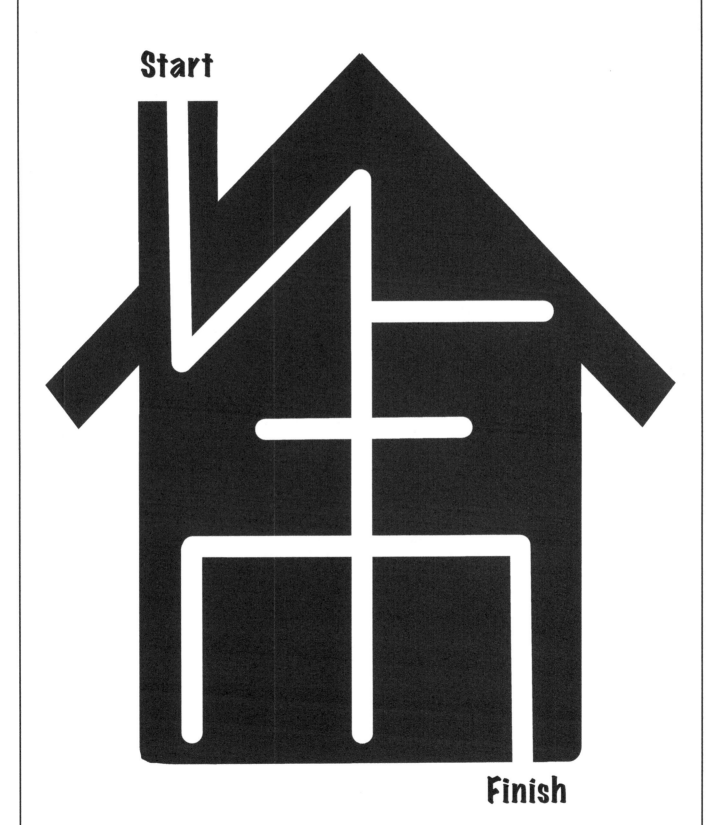

Finish

DRAW THE PATH THAT TAKES
YOU FROM START TO FINISH

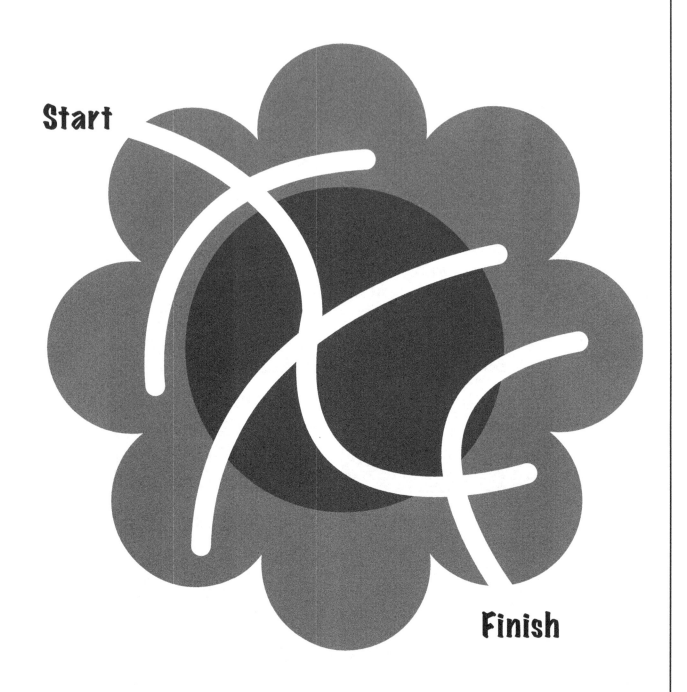

Start

Finish

WORD SEARCHES

An Example

Find the Words Listed Below in the Square

A HINT!
The words in
the square are
only written
in an across
or downward
direction.

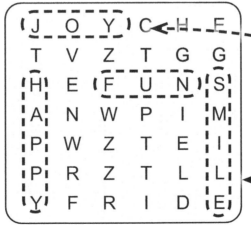

This word
is written
in an across
direction.

This word
is written
in a down
direction.

J	O	Y	C	H	E
T	V	Z	T	G	G
H	E	F	U	N	S
A	N	W	P	I	M
P	W	Z	T	E	I
P	R	Z	T	L	L
Y	F	R	I	D	E

HAPPY   JOY
SMILE   FUN

BAKING

Find the items in the word list in the square below

WORD LIST:

CAKE	COOKIE	BAGEL	DONUT
PIE	MUFFIN	BREAD	SCONE

E	P	P	I	P	B	C	B
C	I	M	L	J	A	O	R
A	E	C	Y	D	G	O	E
K	P	D	N	O	E	K	A
E	C	Y	R	H	L	I	D
S	C	O	N	E	Z	E	H
C	M	U	F	F	I	N	Q
D	O	N	U	T	Q	A	B

HOTEL

Find the items in the word list in the square below

WORD LIST:

POOL	GUEST	VIEW	ROOM
BED	LOBBY	SUITE	VACANT

V	A	C	A	N	T	P	B
L	O	B	B	Y	L	O	E
H	F	B	Z	R	Q	O	D
Q	G	W	H	D	T	L	V
Z	V	S	U	I	T	E	I
W	D	S	H	I	S	Y	E
H	R	O	O	M	L	Z	W
G	U	E	S	T	C	R	N

WEATHER

Find the items in the word list in the square below

WORD LIST:

SUN	CLOUD	FLOOD	HAIL
HOT	RAIN	SNOW	COLD

F	L	O	O	D	H	L	L
R	U	U	G	C	O	S	B
A	N	L	G	L	T	U	L
I	Z	D	Z	O	Y	N	C
N	E	I	G	U	F	P	O
I	G	P	Q	D	K	J	L
H	A	I	L	X	J	Z	D
J	S	N	O	W	T	Y	S

BOOKS

Find the items in the word list in the square below

WORD LIST:

TITLE	STORY	PAGE	CHAPTER
SPINE	COVER	INDEX	AUTHOR

```
P  A  G  E  C  I  S  C
T  I  T  L  E  N  T  O
J  U  C  D  P  D  O  V
B  I  B  K  M  E  R  E
N  N  D  E  B  X  Y  R
A  U  T  H  O  R  Y  C
D  B  S  P  I  N  E  T
C  H  A  P  T  E  R  G
```

BIRDS

Find the items in the word list in the square below

WORD LIST:

DUCK	PIGEON	ROBIN	CHICKEN
SWAN	EAGLE	CROW	CANARY

```
C  H  I  C  K  E  N  R
D  O  T  C  W  A  I  O
U  P  I  C  O  G  P  B
C  A  I  R  P  L  S  I
K  D  N  O  N  E  W  N
S  S  M  W  I  J  A  N
X  P  I  G  E  O  N  Q
C  A  N  A  R  Y  Y  X
```

KITCHEN

Find the items in the word list in the square below

WORD LIST:

SINK	PLATE	POT	FRIDGE
OVEN	STOVE	COOK	KETTLE

C	O	O	K	F	K	V	C
S	I	N	K	Y	E	O	M
M	P	M	Q	P	T	V	C
F	K	N	F	L	T	E	O
U	C	E	J	A	L	N	P
G	G	L	X	T	E	Q	O
S	T	O	V	E	V	S	T
A	F	R	I	D	G	E	J

NIGHTTIME

Find the items in the word list in the square below

WORD LIST:

SLEEP	DARK	PILLOW	DREAM
BED	REST	YAWN	TIRED

Y	A	W	N	B	Y	R	D
P	I	L	L	O	W	E	R
J	H	W	C	N	Q	S	E
S	L	E	E	P	Z	T	A
A	G	I	R	U	I	B	M
T	I	R	E	D	X	E	N
Y	E	E	S	S	X	D	E
P	D	A	R	K	E	E	D

SEWING

Find the items in the word list in the square below

WORD LIST:

HEM	THREAD	FABRIC	NEEDLE
PIN	ZIPPER	SEAM	STITCH

N	E	E	D	L	E	T	H
T	O	S	S	H	F	H	E
P	C	S	X	S	A	R	M
I	Y	X	B	Z	B	E	J
N	F	Q	T	H	R	A	S
S	E	A	M	W	I	D	Y
T	S	T	I	T	C	H	U
Z	I	P	P	E	R	X	S

THE BODY

Find the items in the word list in the square below

WORD LIST:

ARM	HEART	FACE	NECK
LEG	FOOT	HAND	BRAIN

```
I  F  O  O  T  R  L  A
N  P  C  H  F  E  B  R
E  N  R  M  H  K  R  M
C  Q  V  V  A  I  A  N
K  H  H  J  N  E  I  T
S  A  P  A  D  B  N  A
H  E  A  R  T  F  M  O
L  E  G  F  A  C  E  P
```

BASEBALL

Find the items in the word list in the square below

WORD LIST:

BAT	RUN	GLOVE	SWING
BALL	CATCH	FOUL	PITCHER

```
V  K  S  W  I  N  G  C
J  Q  H  S  F  I  B  A
G  L  O  V  E  U  A  T
I  W  N  O  T  O  L  C
F  A  W  Z  Q  R  L  H
R  U  N  V  E  L  D  G
P  I  T  C  H  E  R  U
F  O  U  L  B  A  T  G
```

RESTAURANT

Find the items in the word list in the square below

WORD LIST:

DISH   WAITER   MENU   TABLE

BILL   DRINKS   FOOD   NAPKIN

F	X	F	D	K	T	E	R
O	D	I	S	H	A	W	A
O	N	E	Z	X	B	A	L
D	H	J	Y	A	L	I	M
B	I	L	L	L	E	T	E
U	R	Q	D	J	W	E	N
D	R	I	N	K	S	R	U
V	N	A	P	K	I	N	N

SOUNDS

Find the items in the word list in the square below

WORD LIST:

LOUD	RATTLE	MUSIC	NOISE
BOOM	QUIET	POP	BANG

L	K	P	O	P	R	B	M
O	M	H	T	C	A	A	U
U	A	J	J	B	T	C	N
D	B	A	N	G	T	B	O
T	O	D	E	T	L	O	I
M	G	O	P	R	E	O	S
Q	U	I	E	T	B	M	E
M	U	S	I	C	C	S	K

FLOWERS

Find the items in the word list in the square below

WORD LIST:

DAISY	POPPY	ROSE	TULIP
IRIS	LILY	PANSY	SAGE

A	T	R	O	S	E	T	P
P	O	P	P	Y	R	U	A
H	C	L	C	S	I	L	N
T	D	A	I	S	Y	I	S
H	Z	X	J	I	A	P	Y
B	I	R	I	S	V	V	R
A	C	J	L	I	L	Y	R
S	A	G	E	T	K	Q	F

FEELINGS

Find the items in the word list in the square below

WORD LIST:

JOY	CHEER	FEAR	HAPPY
SAD	UPSET	GLAD	CALM

F	D	K	C	A	L	M	U
E	S	A	D	Y	Q	H	P
A	M	C	B	K	J	A	S
R	V	C	D	C	X	P	E
N	D	W	D	C	J	P	T
C	H	E	E	R	O	Y	K
K	J	N	C	C	Y	L	U
G	L	A	D	U	W	D	P

COMEDY

Find the items in the word list in the square below

WORD LIST:

TEASE	SKIT	LAUGH	JOKE
FUNNY	SILLY	PRANK	PUN

```
S  I  L  L  Y  T  L  P
P  A  U  Z  P  E  J  R
P  U  N  N  K  A  O  A
F  I  Y  M  X  S  K  N
D  A  B  Y  L  E  E  K
F  U  N  N  Y  T  J  D
L  A  U  G  H  H  I  P
O  Z  S  K  I  T  Z  H
```

GIFTS

Find the items in the word list in the square below

WORD LIST:

WRAP	PRESENT	BOX	SHOP
PARTY	RIBBON	GIVE	BOW

S	H	O	P	W	K	V	V
P	W	R	A	P	T	B	W
A	P	T	H	J	G	O	Y
R	Z	Z	I	D	Z	X	G
T	L	H	Q	P	Y	V	I
Y	P	U	N	B	O	W	V
P	R	E	S	E	N	T	E
R	I	B	B	O	N	Q	S

FRUIT

Find the items in the word list in the square below

WORD LIST:

PEAR	FIG	CHERRY	PEACH
LIME	KIWI	APPLE	LEMON

L	E	M	O	N	F	P	O
E	W	K	K	L	I	E	L
V	L	T	M	B	G	A	I
P	U	Y	R	W	P	C	M
E	J	P	G	N	G	H	E
A	P	P	L	E	Y	R	Y
R	C	H	E	R	R	Y	C
W	W	H	K	I	W	I	M

PLANES

Find the items in the word list in the square below

WORD LIST:

JET	PILOT	WING	WINDOW
FLY	CABIN	SEAT	TICKET

T	T	P	I	L	O	T	J
I	W	O	I	M	H	Z	E
C	A	B	I	N	I	H	T
K	Q	U	A	U	C	F	L
E	S	Z	Q	B	Y	L	Z
T	J	W	I	N	G	Y	Q
W	I	N	D	O	W	S	R
B	S	E	A	T	A	W	R

HAIR

Find the items in the word list in the square below

WORD LIST:

TRIM	DRY	BRUSH	BARBER
STYLE	CUT	WASH	BUZZ

T	R	I	M	M	I	B	O
G	S	X	H	Z	W	A	G
I	D	R	Y	G	A	R	S
N	P	A	W	A	S	B	T
D	B	E	F	N	H	E	Y
B	R	U	S	H	P	R	L
E	P	Z	C	U	T	G	E
B	U	Z	Z	G	B	L	G

INSECTS

Find the items in the word list in the square below

WORD LIST:

ANT	WASP	BUG	CRICKET
BEE	FLEA	FLY	MOTH

M	O	T	H	X	A	F	W
Z	Z	S	F	X	N	L	A
Y	E	A	L	R	T	E	S
G	O	D	Y	W	H	A	P
C	R	I	C	K	E	T	U
J	T	Y	F	F	E	J	T
N	S	V	B	E	E	X	Y
B	U	G	G	N	B	S	E

JOBS

Find the items in the word list in the square below

WORD LIST:

CHEF	TEACHER	FARMER	TAILOR
COACH	LAWYER	NURSE	WAITER

```
T  A  I  L  O  R  F  P
N  U  R  S  E  W  A  G
H  I  Y  F  H  A  R  N
C  O  A  C  H  I  M  C
V  P  C  F  Y  T  E  H
T  E  A  C  H  E  R  E
U  H  V  L  H  R  Y  F
L  A  W  Y  E  R  J  M
```

FAMILY MEMBERS

Find the items in the word list in the square below

WORD LIST:

DAD	MOM	BROTHER	AUNT
UNCLE	NIECE	SISTER	NEPHEW

```
T  F  F  G  Z  R  N  B
U  N  C  L  E  U  E  R
N  I  E  C  E  U  P  O
D  Y  S  Y  K  O  H  T
A  F  I  Z  X  X  E  H
D  Y  K  J  E  H  W  E
A  U  N  T  M  O  M  R
S  I  S  T  E  R  H  C
```

FISH

Find the items in the word list in the square below

WORD LIST:

TUNA	SWIM	SALMON	TROUT
BASS	CARP	SHARK	COD

M	K	B	A	S	S	C	S
S	H	A	R	K	M	A	A
O	W	B	H	Z	C	R	L
B	T	R	O	U	T	P	M
R	G	R	X	E	U	Q	O
S	W	I	M	V	E	Y	N
P	C	O	D	V	K	I	D
J	S	F	T	U	N	A	Q

FIND THE DIFFERENCES

An Example

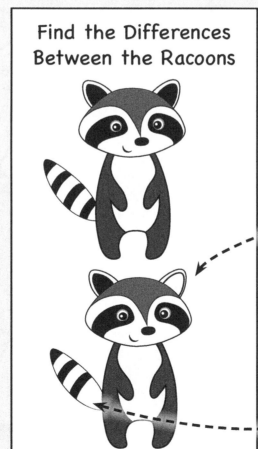

Find the Differences
Between the Racoons

A HINT!
There are always 5 differences to be found in these puzzles.

This ear is a different color.

There is a line missing in this picture.

FIND 5 DIFFERENCES BETWEEN THE MEN

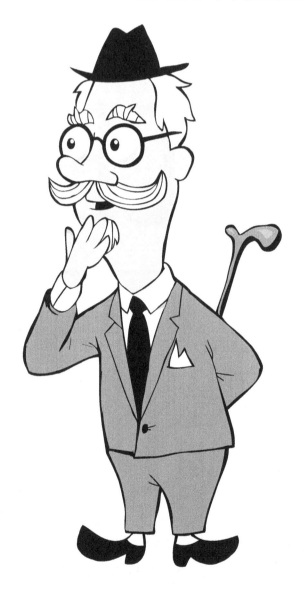

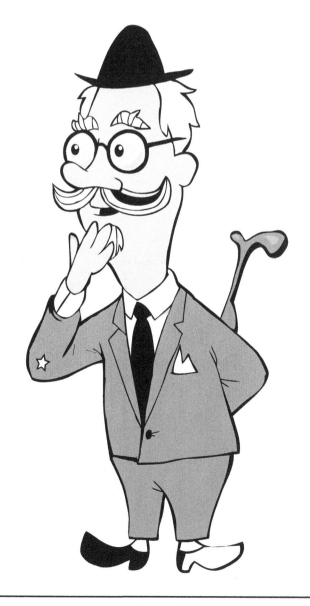

FIND 5 DIFFERENCES BETWEEN THE GOATS

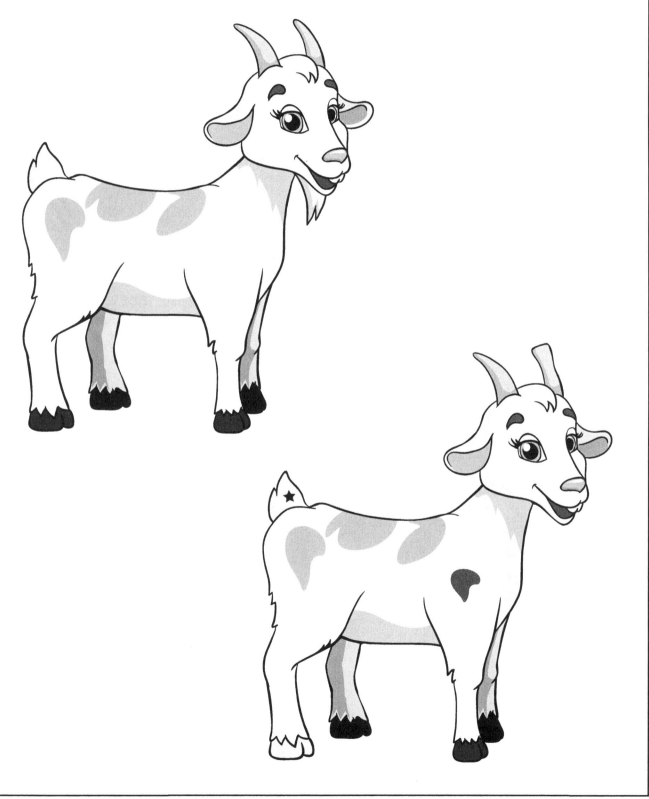

FIND 5 DIFFERENCES
BETWEEN THE WOMEN

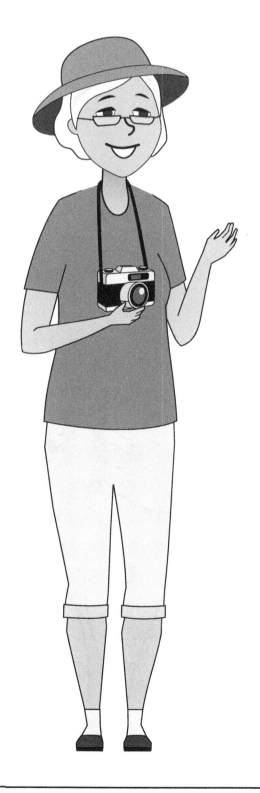
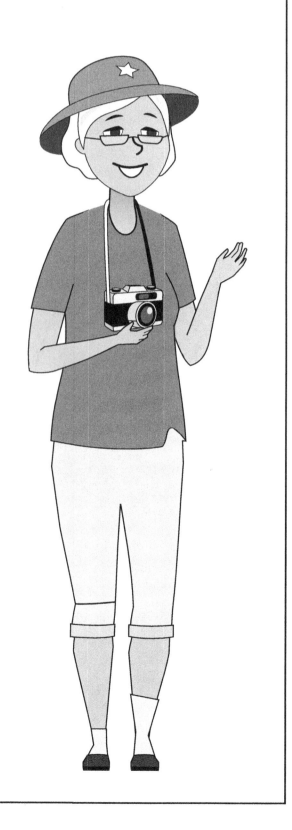

FIND 5 DIFFERENCES
BETWEEN THE BOATS

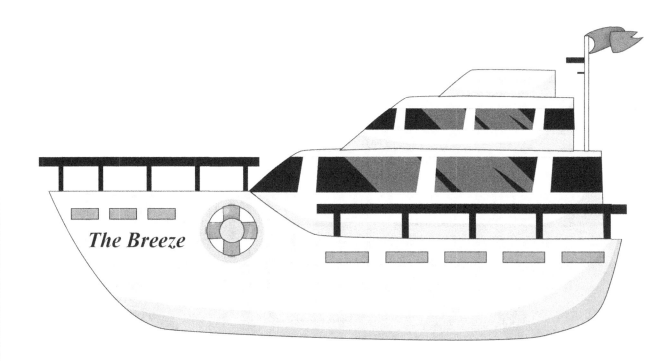

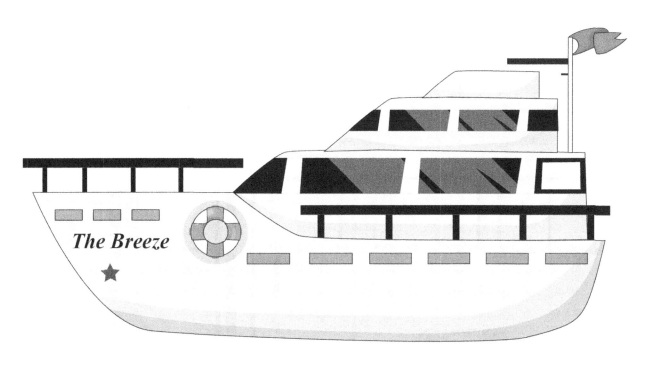

FIND 5 DIFFERENCES
BETWEEN THE CAMPER VANS

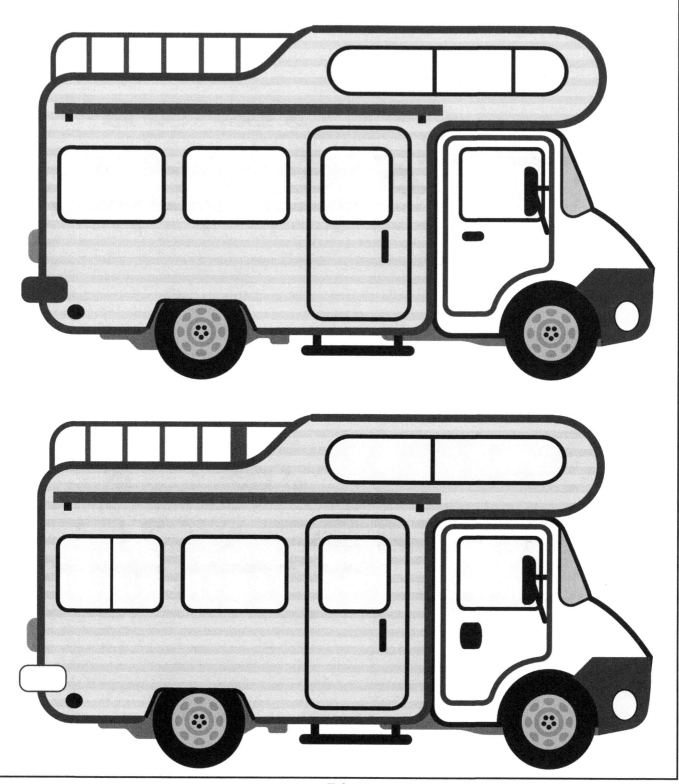

FIND 5 DIFFERENCES
BETWEEN THE MEN

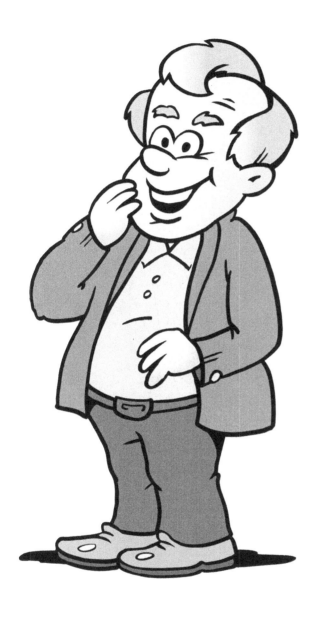
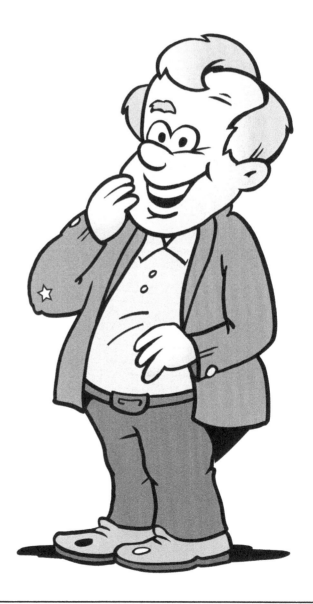

FIND 5 DIFFERENCES
BETWEEN THE CAKES

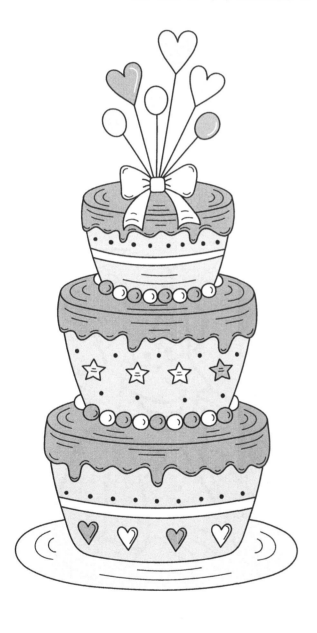

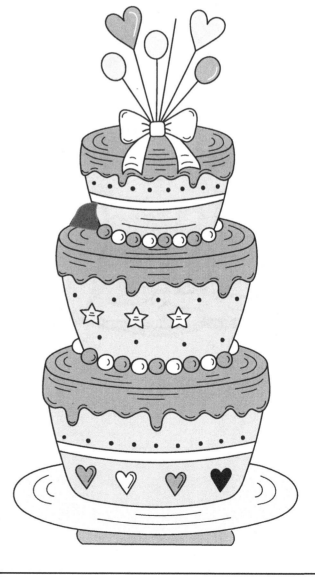

FIND 5 DIFFERENCES
BETWEEN THE BOUQUETS

FIND 5 DIFFERENCES
BETWEEN THE TVS

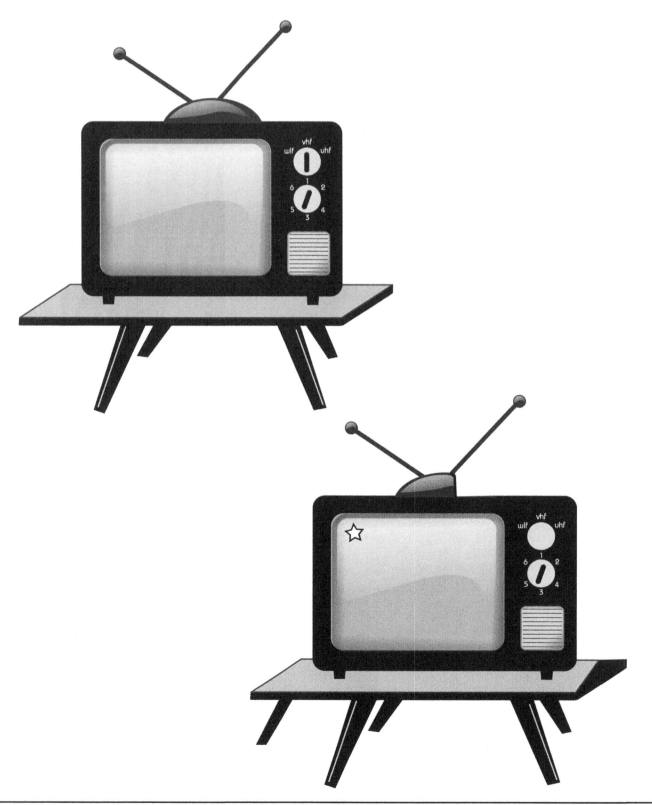

FIND 5 DIFFERENCES
BETWEEN THE HOUSES

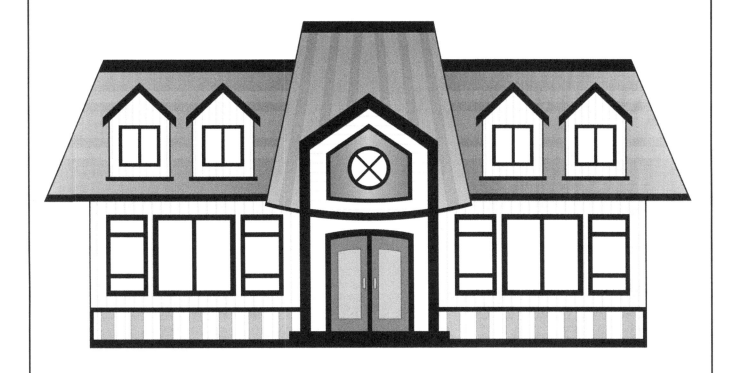

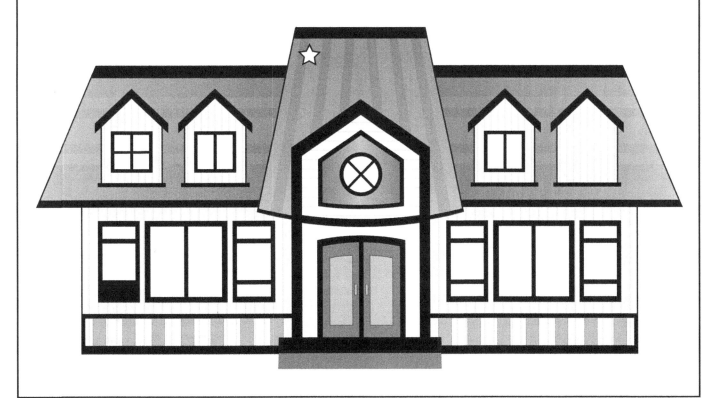

FIND 5 DIFFERENCES
BETWEEN THE RABBITS

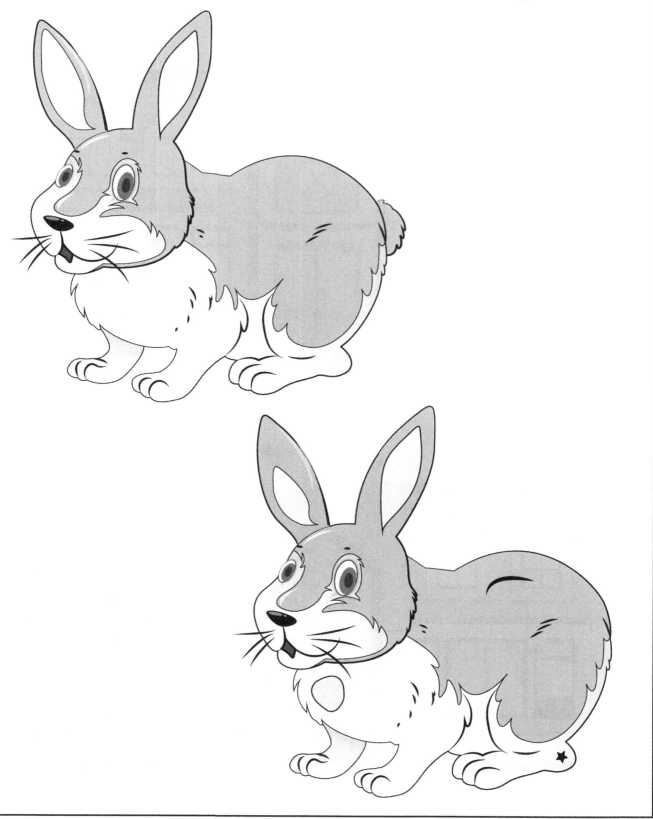

FIND 5 DIFFERENCES BETWEEN THE TREES

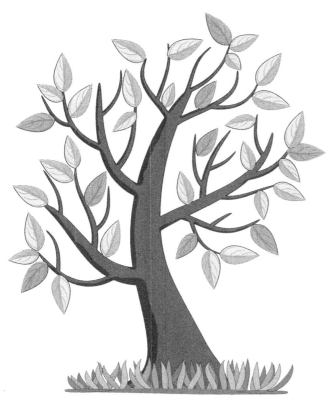

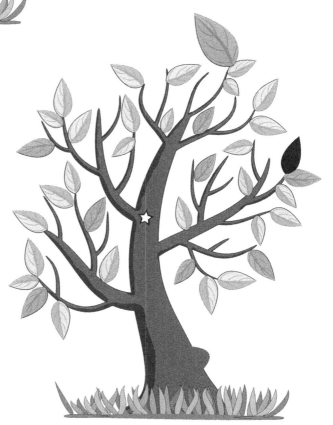

FIND 5 DIFFERENCES
BETWEEN THE LANTERNS

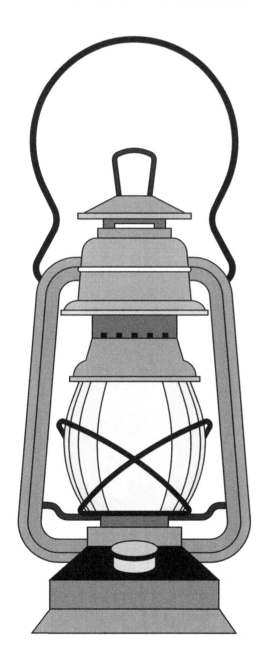

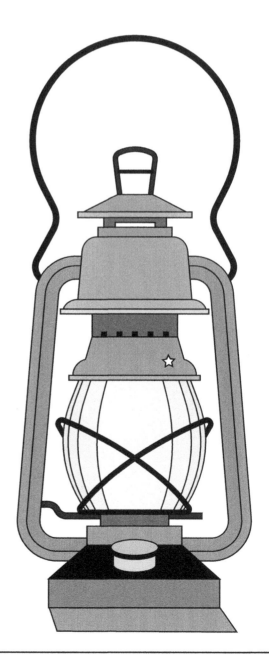

FIND 5 DIFFERENCES BETWEEN THE TEAPOTS

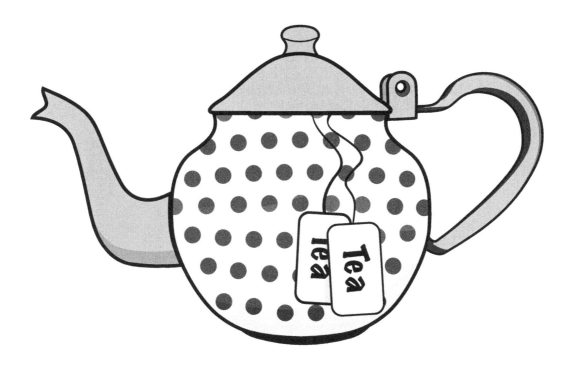

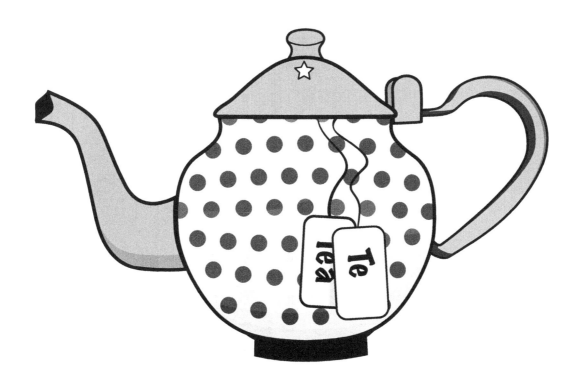

FIND 5 DIFFERENCES
BETWEEN THE ICE CREAM CARTS

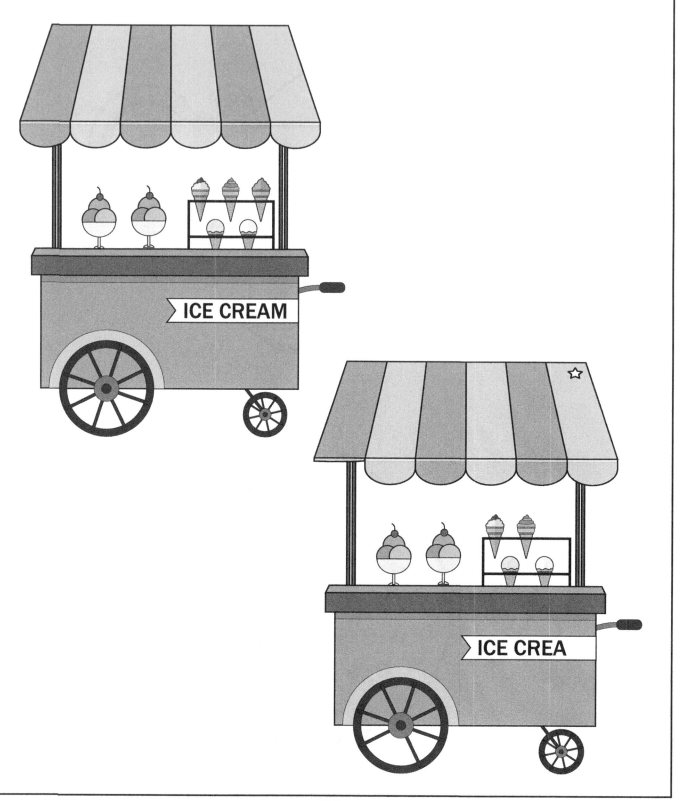

FIND 5 DIFFERENCES
BETWEEN THE BASKETS

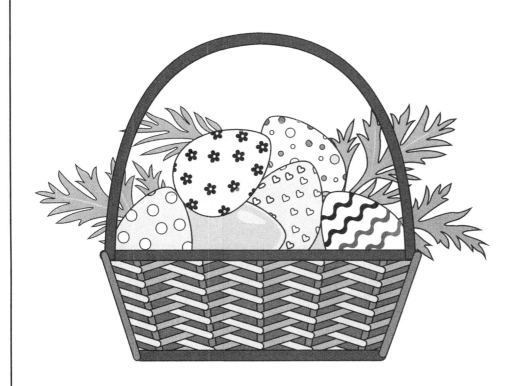

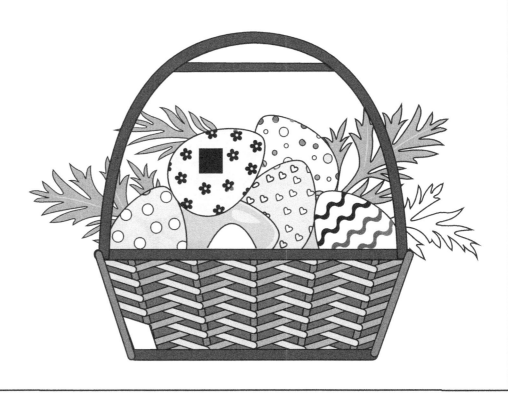

FIND 5 DIFFERENCES
BETWEEN THE SNOWFLAKES

FIND 5 DIFFERENCES
BETWEEN THE CLOCKS

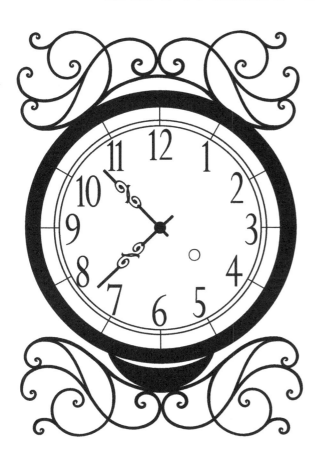

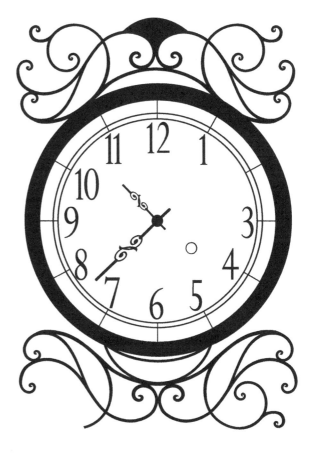

FIND 5 DIFFERENCES
BETWEEN THE SIGNS

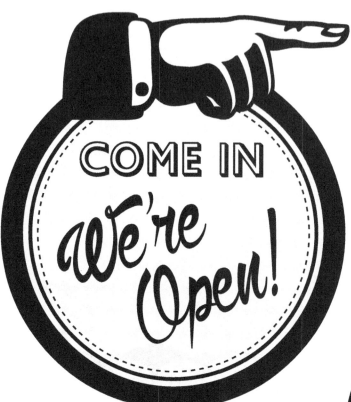

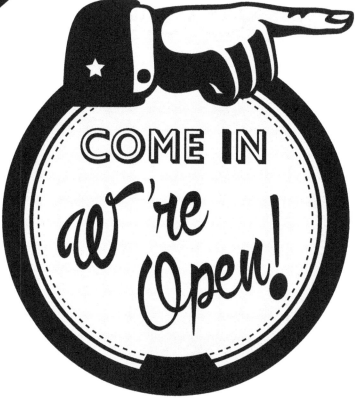

THE
ANSWERS

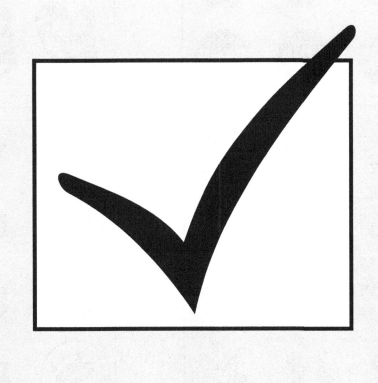

Page
6

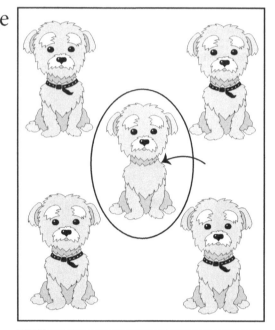

Page
7

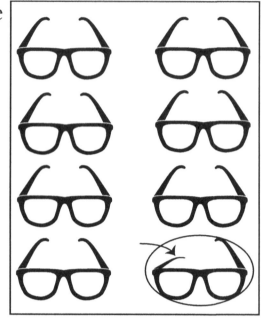

Page
8

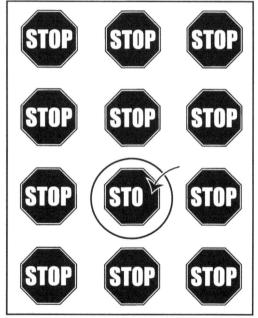

Page
9

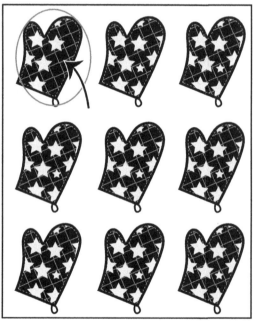

Page
10

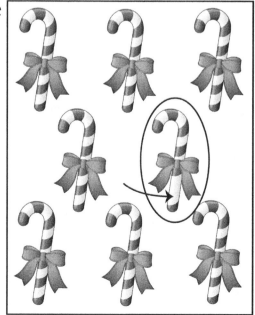

Page
11

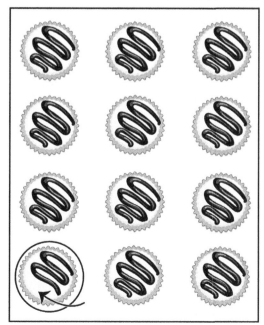

Page
12

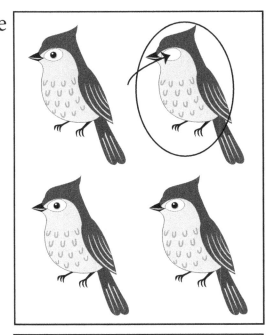

Page
13

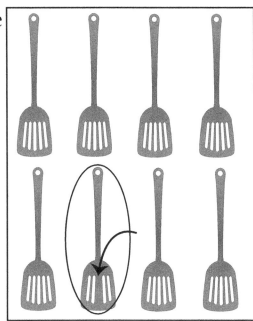

Page
14

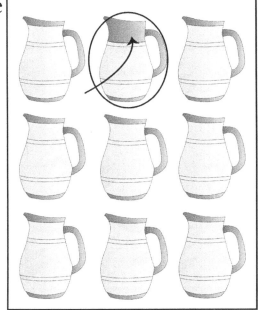

Page
15

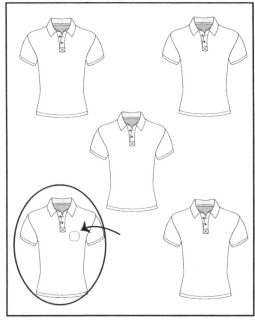

Page
16

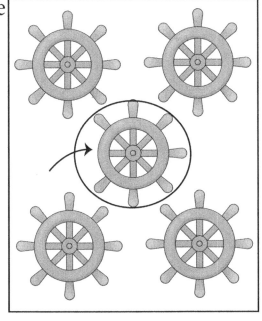

Page
17

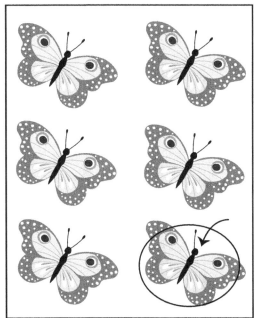

Page
18

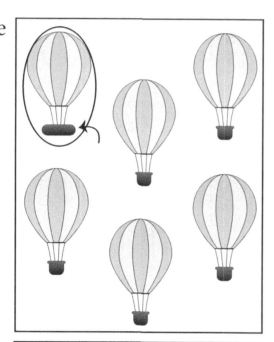

Page
19

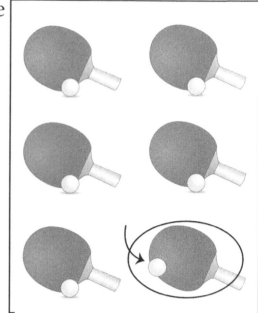

Page
20

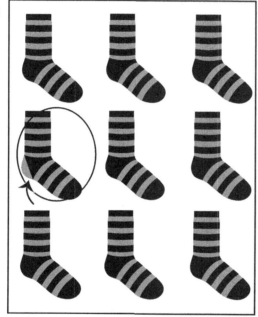

Page
21

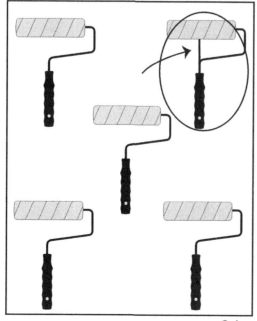

Page
22

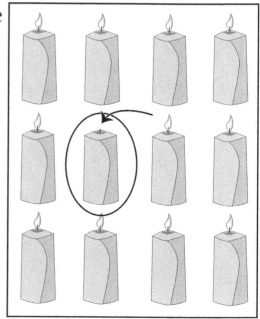

Page
23

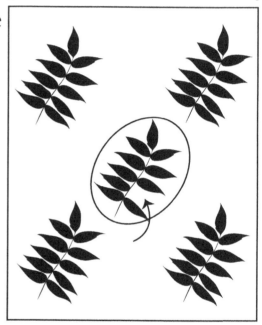

Page
24

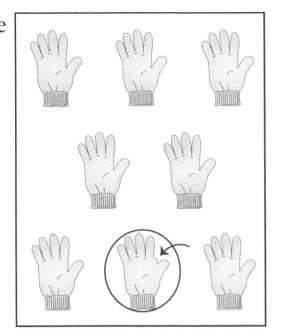

***

END OF
SPOT THE ODD ONE
OUT SOLUTIONS

***

START OF MAZE
SOLUTIONS

***

ANSWERS MAZES

Page
26

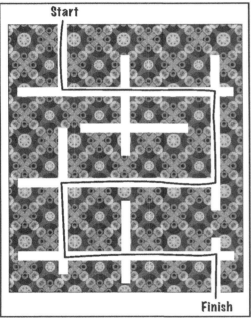

Page
27

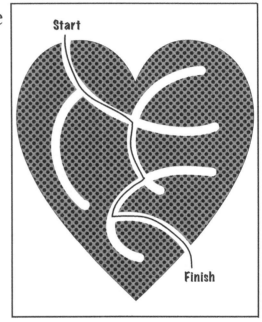

Page
28

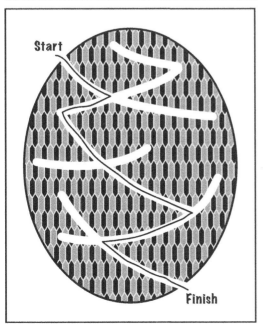

Page
29

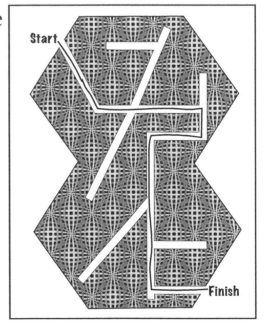

ANSWERS MAZES

Page 30

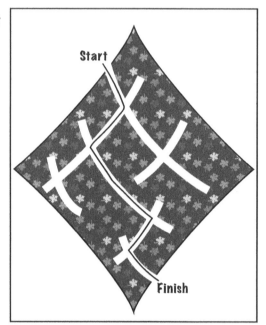

Page 31

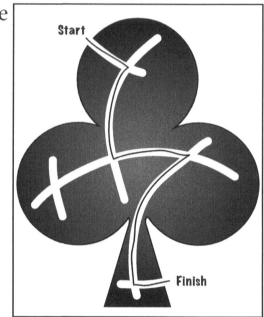

Page 32

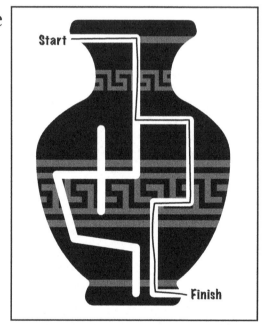

Page 33

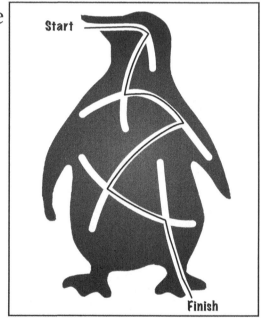

Page 34

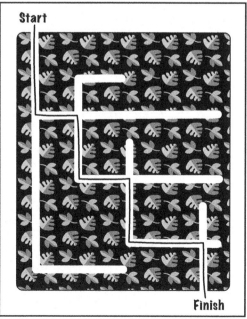

Page 35

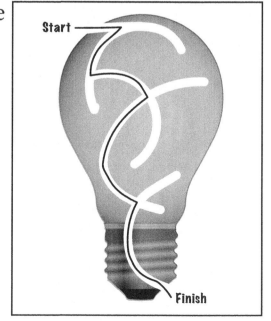

Page
36

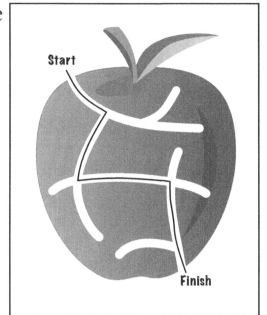

Page
37

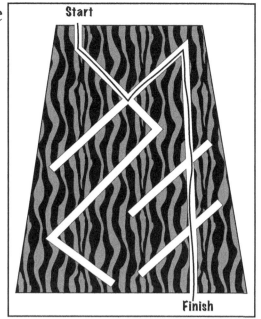

Page
38

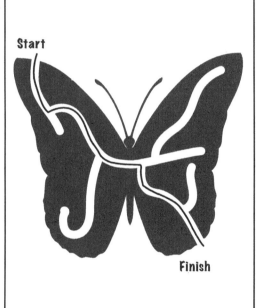

Page
39

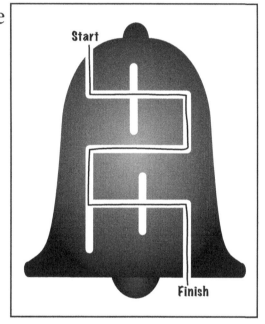

Page
40

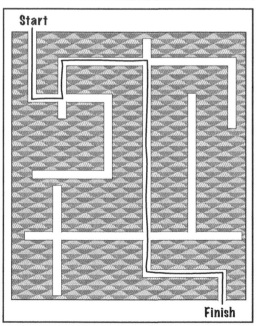

Page
41

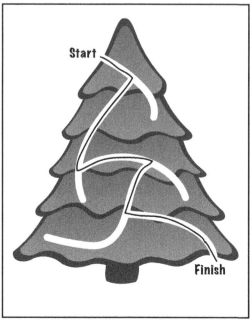

Page
42

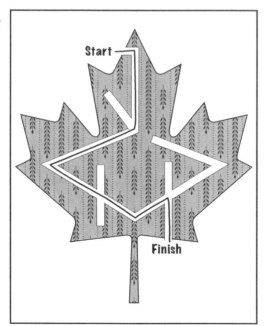

Page
43

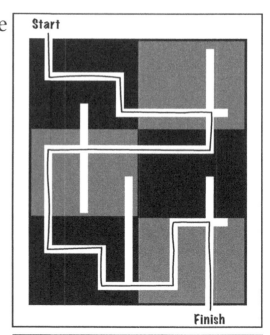

Page
44

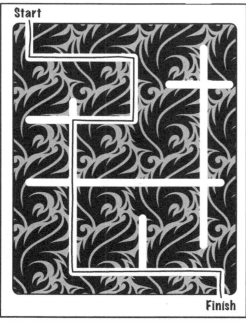

Page
45

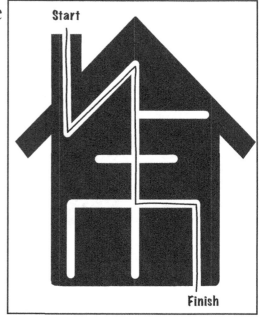

Page
46

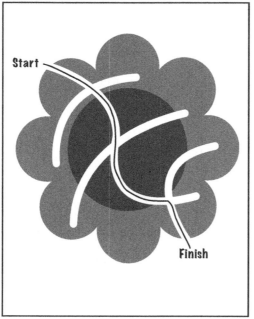

Page
47

***

**END OF
MAZE SOLUTIONS**

***

**START OF WORD
SEARCH SOLUTIONS**

***

Page 48: Baking

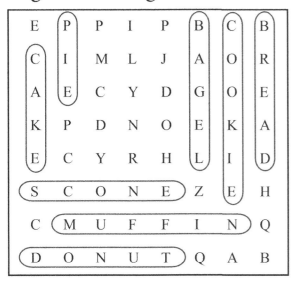

Page 49: Hotel

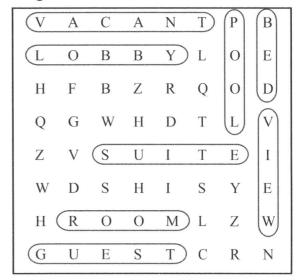

Page 50: Weather

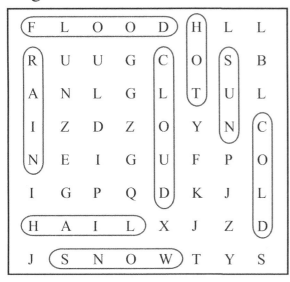

Page 51: Books

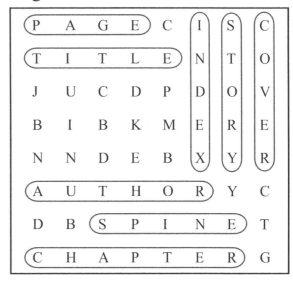

Page 52: Birds

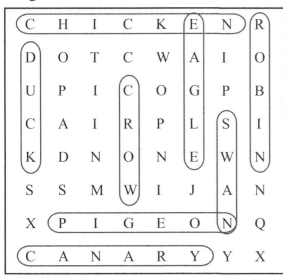

Page 53: Kitchen

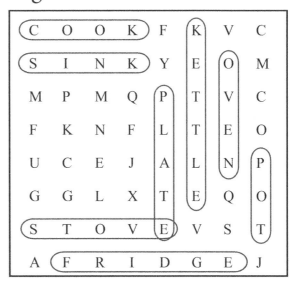

Page 54: Nighttime

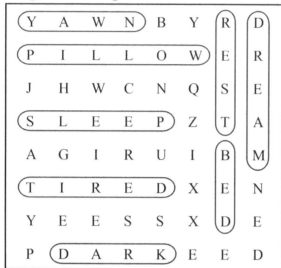

Page 55: Sewing

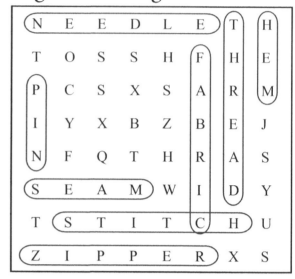

Page 56: The Body

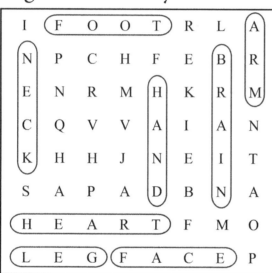

Page 57: Baseball

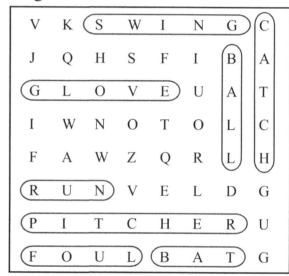

Page 58: Restaurant

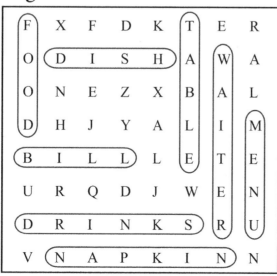

Page 59: Sounds

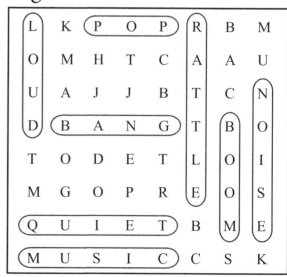

Page 60: Flowers

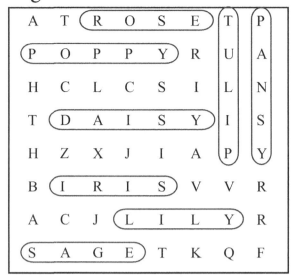

```
A  T  (R  O  S  E)  T  (P
(P  O  P  P  Y)  R  U   A
H  C  L  C  S  I  L   N
T  (D  A  I  S  Y)  I   S
H  Z  X  J  I  A  P   Y)
B  (I  R  I  S)  V  V   R
A  C  J  (L  I  L  Y)  R
(S  A  G  E)  T  K  Q  F
```

Page 61: Feelings

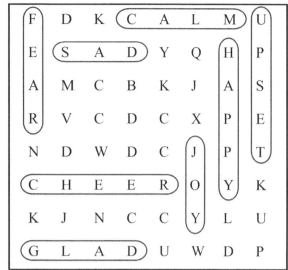

```
(F  D  K  (C  A  L  M)  U
E  (S  A  D)  Y  Q  (H  P
A  M  C  B  K  J  A   S
R)  V  C  D  C  X  P   E
N  D  W  D  C  (J  P   T
(C  H  E  E  R)  O  Y)  K
K  J  N  C  C  Y)  L   U
(G  L  A  D)  U  W  D  P
```

Page 62: Comedy

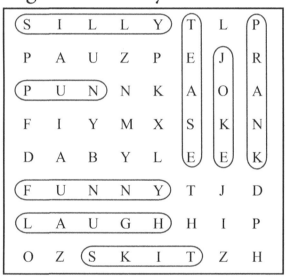

```
(S  I  L  L  Y)  (T  (L  (P
P  A  U  Z  P  E  J  R
(P  U  N)  N  K  A  O  A
F  I  Y  M  X  S  K  N
D  A  B  Y  L  E)  E)  K)
(F  U  N  N  Y)  T  J  D
(L  A  U  G  H)  H  I  P
O  Z  (S  K  I  T)  Z  H
```

Page 63: Gifts

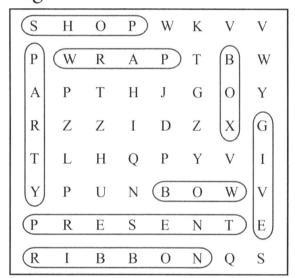

```
(S  H  O  P)  W  K  V  V
(P  (W  R  A  P)  T  (B  W
A  P  T  H  J  G  O  Y
R  Z  Z  I  D  Z  X)  (G
T  L  H  Q  P  Y  V  I
Y)  P  U  N  (B  O  W)  V
(P  R  E  S  E  N  T)  E)
(R  I  B  B  O  N)  Q  S
```

Page 64: Fruit

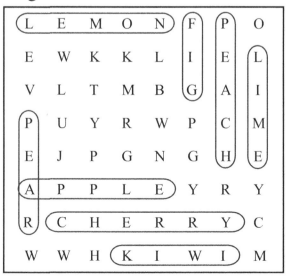

```
(L  E  M  O  N)  (F  (P  O
E  W  K  K  L  I  E  (L
V  L  T  M  B  G)  A  I
(P  U  Y  R  W  P  C  M
E  J  P  G  N  G  H)  E)
A  P  P  L  E)  Y  R  Y
R)  (C  H  E  R  R  Y)  C
W  W  H  (K  I  W  I)  M
```

Page 65: Planes

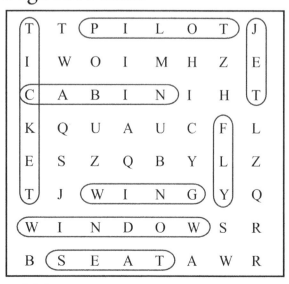

```
(T  T  (P  I  L  O  T)  (J
I  W  O  I  M  H  Z  E
(C  A  B  I  N)  I  H  T)
K  Q  U  A  U  C  (F  L
E  S  Z  Q  B  Y  L  Z
T)  J  (W  I  N  G)  Y)  Q
(W  I  N  D  O  W)  S  R
B  (S  E  A  T)  A  W  R
```

ANSWERS WORD SEARCHES

Page 66: Hair

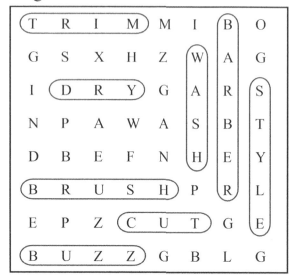

Page 67: Insects

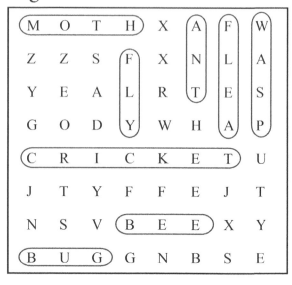

Page 68: Jobs

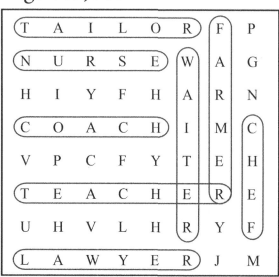

Page 69: Family Members

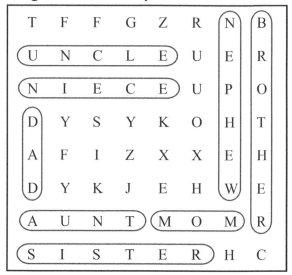

Page 70: Fish

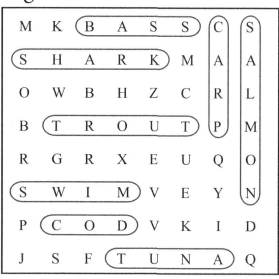

***

**END OF WORD
SEARCH SOLUTIONS**

***

**START OF FIND
THE DIFFERENCES
SOLUTIONS**

***

Page 72

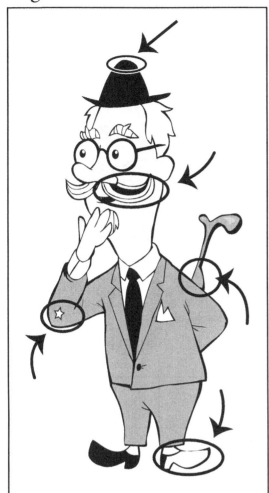

Page 73

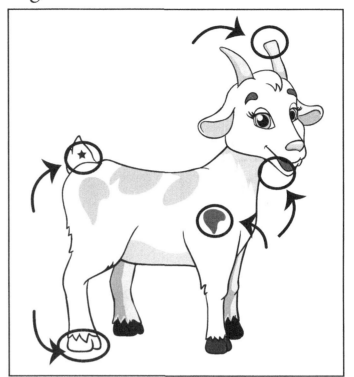

Page 74

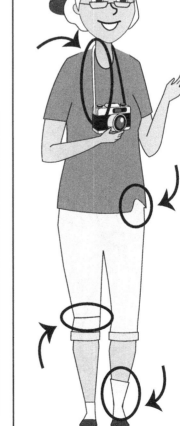

Page 75

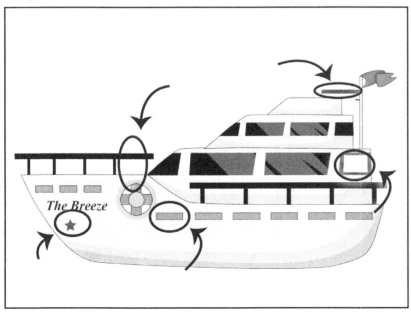

The Breeze

Page 76

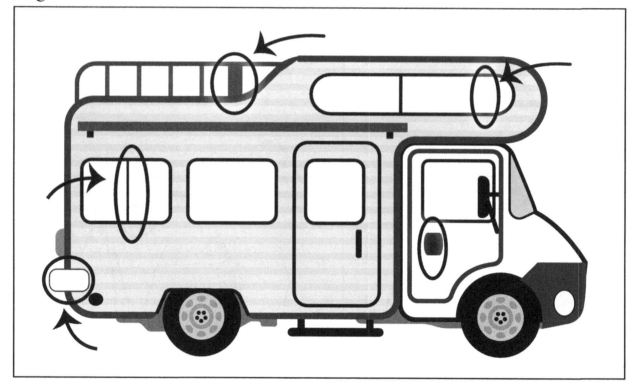

Page 77

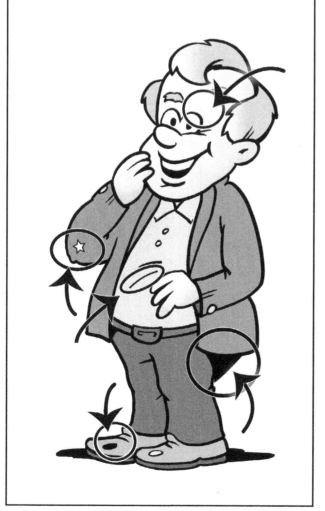

Page 78

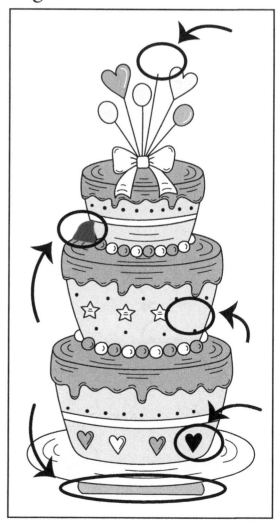

Page 79

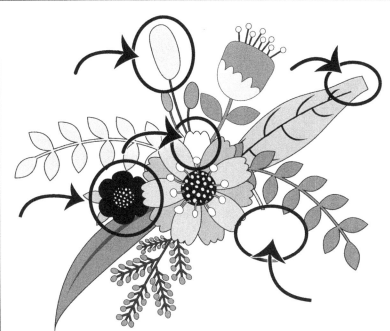

Page 80

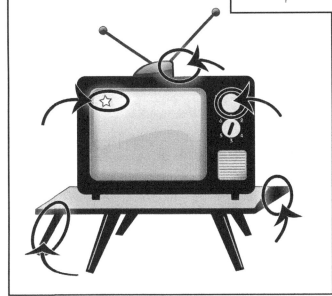

Page 81

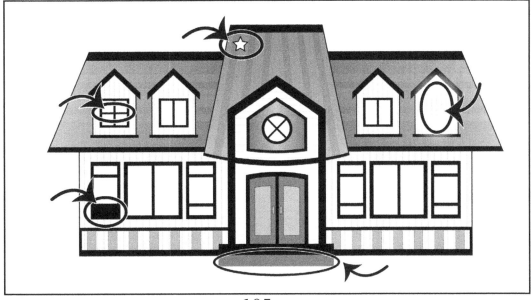

Page 82

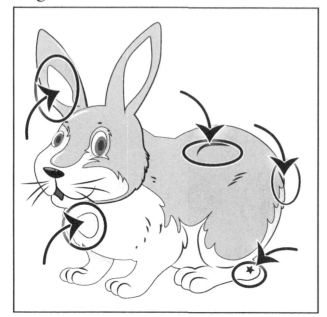

Page 83

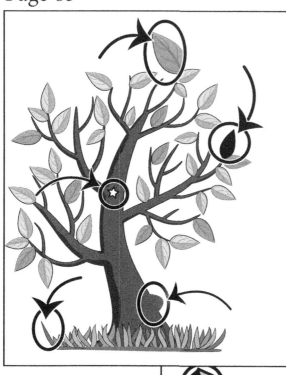

Page 84

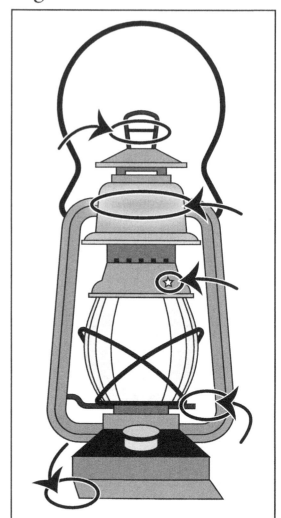

Page 85

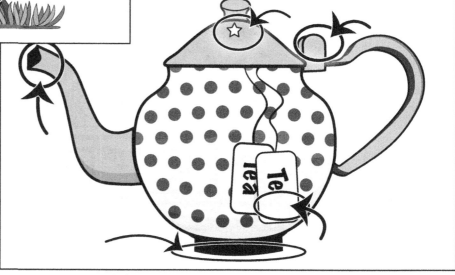

Page 86

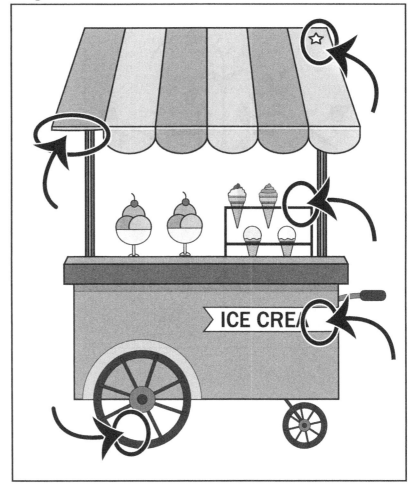

Page 87

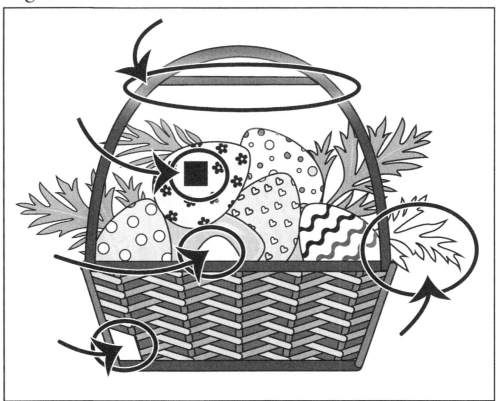

Page 88

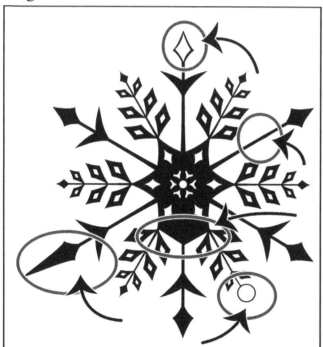

Page 89

Page 90

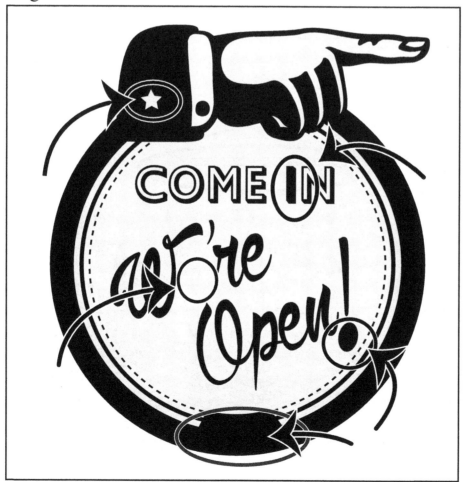

Another Fun Puzzle Book

Did you or someone you care about enjoy this book?

Then you may want to check out the puzzle book to the right!

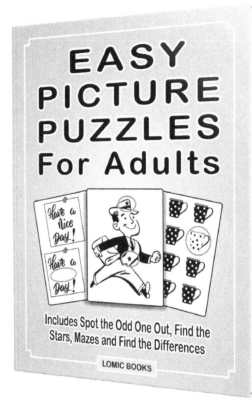

Easy Picture Puzzles For Adults is filled with easy puzzles for hours of enjoyment and relaxation.

For more information about the book, check out our website at:

www.lomicbooks.com

Thank you so much for your time!

Made in the USA
Middletown, DE
02 March 2023